Die ventrale Instrumentation
der Rumpfwirbelsäule

Die ventrale Instrumentation der Rumpfwirbelsäule

Peer Eysel

 Ferdinand Enke Verlag Stuttgart 1998

Priv. Doz. Dr. med. Peer Eysel
Leitender Oberarzt
Orthopädische Klinik und Poliklinik
Joh.-Gutenberg-Universität
D-55101 Mainz

Zeichnungen:
Erwin Scholtz
Graphiker
Orthopädische Klinik und Poliklinik
Joh.-Gutenberg-Universität
D-55101 Mainz

Die Deutsche Bibliothek – CIP-Einheitsaufnahme

Eysel, Peer:
Die ventrale Instrumentation der Rumpfwirbelsäule / Peer Eysel. –
Stuttgart : Enke, 1998
   ISBN 3-432-27931-0

Wichtiger Hinweis:

Wie jede Wissenschaft ist die Medizin ständigen Entwicklungen unterworfen. Forschung und klinische Erfahrung erweitern unsere Erkenntnisse, insbesondere was Behandlung und medikamentöse Therapie anbelangt. Soweit in diesem Werk eine Dosierung oder eine Applikation erwähnt wird, darf der Leser zwar darauf vertrauen, daß Autoren, Herausgeber und Verlag große Sorgfalt darauf verwandt haben, daß diese Angabe dem **Wissensstand bei Fertigstellung des Werkes** entspricht. Für den Inhalt der einzelnen Artikel sind die jeweiligen Autoren verantwortlich.

Für Angaben über Dosierungsanweisungen und Applikationsformen kann vom Verlag jedoch keine Gewähr übernommen werden. **Jeder Benutzer ist angehalten,** durch sorgfältige Prüfung der Beipackzettel der verwendeten Präparate und gegebenenfalls durch Konsultation eines Spezialisten festzustellen, ob die dort gegebene Empfehlung für Dosierungen oder die Beachtung von Kontraindikationen gegenüber der Angabe in diesem Buch abweicht. Eine solche Prüfung ist besonders wichtig bei selten verwendeten Präparaten oder solchen, die neu auf den Markt gebracht worden sind. **Jede Dosierung oder Applikation erfolgt auf eigene Gefahr des Benutzers.** Autoren und Verlag appellieren an jeden Benutzer, ihm etwa auffallende Ungenauigkeiten dem Verlag mitzuteilen.

Geschützte Warennamen (Warenzeichen®) werden **nicht immer** besonders kenntlich gemacht. Aus dem Fehlen eines solchen Hinweises kann also nicht geschlossen werden, daß es sich um einen freien Warennamen handelt.

© 1998 Ferdinand Enke Verlag, P. O. Box 30 03 66, D-70443 Stuttgart – Printed in Germany
Satz und Druck: Druckerei Maisch + Queck, D-70839 Gerlingen
Schrift: 9/10 Times, System Apple Macintosh

Geleitwort

Die Entwicklung der modernen Wirbelsäulenchirurgie begann 1959, als Paul Harrington sein Instrumentarium zur Korrektur und Stabilisierung von Wirbelsäulenverkrümmungen erstmals vorstellte. Mittlerweile, nahezu 40 Jahre nach Harringtons ersten instrumentierten Aufrichtungsoperationen, stehen wir als Wirbelsäulenchirurgen einem rasch expandierenden Markt unterschiedlichster Instrumentarien gegenüber. Für die verschiedenen Abschnitte der Wirbelsäule, für dorsale oder ventrale Operationen, stehen mehr als 300 unterschiedliche Implantate mit zahlreichen weiteren Untermodifikationen zur Verfügung. Diese Implantatevielfalt macht es kaum noch möglich, die einzelnen Prinzipien der Instrumentarien theoretisch, geschweige denn praktisch, zu erfassen. Ein Problem in diesem Zusammenhang stellt die kaum noch mögliche Vergleichbarkeit einzelner Operationsverfahren dar. Aussagekräftige klinische Multizenterstudien sind vor diesem Hintergrund nur schwerlich durchführbar.

Eine besonders stürmische Entwicklung ist auf dem Markt der ventralen Instrumentarien für die Rumpfwirbelsäule zu verzeichnen. Parallel mit der Entwicklung unterschiedlicher Implantate – beginnend mit dem Dwyer- und VDS-System – erweiterten sich die Indikationen für diese operativen Methoden. Während anfänglich alleine Deformitäten ventral instrumentiert wurden, gelten heute Tumoren, Frakturen, Entzündungen und Instabilitäten zum Indikationsspektrum dieser Methoden. Eine Erweiterung erfuhr das Gebiet durch die Entwicklung sogenannter minimalinvasiver Operationsverfahren zur Implantation von Schraubdübeln oder sogenannter „Cages" von ventral oder dorsal in den Zwischenwirbelraum.

In dem vorliegenden Buch wird die gesamte Problematik der ventralen Wirbelsäuleninstrumentation strukturiert und übersichtlich dargestellt. Zunächst werden die biomechanischen und die anatomisch-morphologischen Voraussetzungen der Operationsverfahren erläutert. Es werden biomechanische Testverfahren standardisiert dargestellt und verschiedene Implantattypen miteinander verglichen. Nicht zuletzt wird auf die erheblichen Komplikationsmöglichkeiten ventraler Implantate hingewiesen. In dem zweiten Teil des Buches werden die verschiedenen Indikationsgebiete aufgezeigt und die dafür geeigneten Implantate den einzelnen Indikationen zugeordnet. Im dritten Teil stellt der Autor übersichtlich die unterschiedlichen Implantattypen wiederum mit der jeweiligen Operationsindikation dar. Dieser Aufbau ermöglicht es dem Leser, sich rasch über die unterschiedlichen Anforderungen ventraler Implantate und die verschiedenen Operationsprinzipien zu orientieren. Entsprechend den eigenen Erfordernissen und des eigenen Patientengutes können die jeweiligen Implanttypen ausgewählt werden.

Das vorliegende Buch ist allen mit der operativen Wirbelsäulentherapie befaßten Ärzten zu empfehlen. Es bietet die Basis für eine überlegte, die Komplikationsmöglichkeiten beachtende Indikationsstellung, für eine medizinisch-klinische und wissenschaftlich-experimentelle Qualitätssicherung sowie für eine qualifizierte Einarbeitung potentieller Anwender in diese Therapieverfahren.

Mainz, im Dezember 1997

Prof. Dr. med. Jochen Heine

Vorwort

Wirbelsäulenoperationen mit dem Ziel der Korrektur einer Deformität und der dauerhaften Fusion werden mit steigender Frequenz seit Beginn unseres Jahrhunderts durchgeführt. Parallel mit der Entwicklung unterschiedlicher, speziell auf die Erfordernisse der Wirbelsäule abgestimmter Operationsmethoden erweiterte sich das Indikationsspektrum.

Anfangs waren es vorwiegend entzündliche Deformitäten, an erster Stelle der tuberkulöse Gibbus, die Anlaß zur Aufrichtung und Versteifung der Wirbelsäule gaben. Später folgten als Indikationen Frakturen, primäre Wirbelsäulendeformitäten wie Skoliosen oder Kyphosen, Tumore und Instabilitäten. Der letzte Punkt gewinnt in heutiger Zeit zunehmend an Bedeutung, denn ein Großteil der Instabilitäten entsteht nicht zuletzt durch die immer zahlreicher werdenden Wirbelsäulenoperationen selbst. So kann das mit der steigenden Zahl an Bandscheibenoperationen häufiger beobachtete Postnucleotomiesyndrom Ausdruck einer umschriebenen Instabilität sein.

Zur Behandlung der genannten Erkrankungen haben sich im Verlaufe der letzten Jahrzehnte unterschiedliche Operationsmethoden etabliert, die immer wieder Gegenstand kontroverser Diskussionen und vielfältiger klinischer und experimenteller Untersuchungen sind. Fusionsoperationen sind prinzipiell von dorsal oder ventral möglich. Mehr oder weniger stabile sowie korrigierende oder konservierende Verfahren werden unterschieden.

Der größte Teil der Operationen an der Rumpfwirbelsäule erfolgt von dorsal. Der Zugang zu den hinteren Wirbelsäulenabschnitten ist operationstechnisch weitgehend unproblematisch. Eine Implantatverankerung ist mit hoher Festigkeit durch Schrauben in den allseits von kortikalem Knochen umgebenen Pedikeln oder mit unterschiedlichen Haken bzw. Drahtzügen an den Wirbelbögen möglich. Dies setzt jedoch in der Regel intakte anatomische Verhältnisse voraus. Bei angeborenen oder erworbenen Defektbildungen im Bereich der Wirbelbögen, wie sie bei einer Spina bifida oder nach dekomprimierenden Operationen vorliegen können, ist die dorsale Implantatverankerung unter Umständen deutlich erschwert. Ein bedeutender Nachteil der dorsalen Zugänge stellt die eingeschränkte Erreichbarkeit der ventralen Wirbelsäulenabschnitte dar. Das vulnerable Rückenmark oder die Cauda equina müssen umgangen werden, an der Halswirbelsäule stellt die variabel verlaufende A. vertebralis ein zusätzliches Gefahrenmoment dar. Intraoperativ verursachte Blutungen ventral der Wirbelsäule sind von dorsal kaum kontrollierbar. Ein weiteres Problem der dorsalen Stabilisierung stellt das ungünstige Spanlager für Eigen- oder Fremdknochen im Bereich der Wirbelbögen, Gelenk- und Querfortsätze dar. Knochenspäne, die keinen direkten Kontakt zu deperiostiertem Knochen finden, werden in der Muskulatur resorbiert, eine Pseudarthrose kann die Folge sein.

Ein Nachteil der alternativen ventralen Operationsverfahren sind deren höhere operationstechnische Anforderungen. Die Wirbelsäule muß von einem vorderen Zugang aus freigelegt werden; die Verletzung lebenswichtiger Gefäße und Organe ist möglich. Bei bestimmten Risikogruppen, z. B. bei polytraumatisierten Patienten oder Patienten in reduziertem Allgemeinzustand, ist das unvermeidbare Operationstrauma eines ventralen Eingriffes häufig zu hoch. Ein Problem der ventralen Instrumentation besteht in der stabilen Verankerung des Implantates. Der spongiöse Knochen der Wirbelkörper mit dünner Kortikalis stellt ein schwaches Schraubenlager dar, zumal die Knochendichte erheblichen Schwankungen unterworfen ist. Zudem sind der Größe eines ventralen Implantates enge Grenzen gesetzt. Ein dauerhafter Kontakt des Instrumentariums zu umgebenden großen Gefäßen ist wegen der Möglichkeit sekundärer Arrosionen unbedingt zu vermeiden. Problematisch ist auch die Entfernung eines ventral eingebrachten Implantates oder eine Revisionsoperation. Narbige Verwachsungen mit den umgebenden Gefäßen, Peritoneum oder Pleura bedeuten operationstechnische Schwierigkeiten mit erhöhtem Komplikationsrisiko.

Demgegenüber stehen die Vorteile des ventralen Zuganges. Der größte Teil der pathologischen Wirbelsäulenveränderungen, die Anlaß zu der Operation geben, finden sich in den ventralen Abschnitten, nämlich im Bereich der Wirbelkörper. Die wichtigsten Beispiele sind Tumoren, Entzündungen und Frakturen. Aber auch die Voraussetzungen einer dauerhaften knöchernen Fusion sind in den ventralen Wirbelsäulenabschnitten optimal gegeben. So stellt die gut durchblutete Wirbelkörperspongiosa ein ideales Lager für einen autologen oder homologen Knochenspan dar. Die ventrale Vorgehensweise erweist sich zur Reposition einer Deformität, z. B. einer Skoliose oder Kyphose, als vorteilhaft. Der entsprechende Abschnitt kann nach Entfernung der im Bereich der Krümmung gelegenen Bandscheiben mobilisiert werden; die Ansatzpunkte des Instrumentariums liegen näher am Zentrum der Wirbelsäule als die dorsal verankerten Implantate.

Ebenso wie bei den dorsalen Fusionsoperationen konkurrieren auch ventral Methoden mit und ohne gleichzeitiger Instrumentation. Bei den Instrumentarien wiederum lassen sich flexiblere Implantate von rigiden Systemen, die den Anspruch der Primärstabilität erheben, abgrenzen.

Ziel des vorliegenden Buches ist es, die Möglichkeiten und Grenzen der ventralen Instrumentation der Rumpfwirbelsäule aufzuzeigen. Dargestellt werden die biomechanischen Vorraussetzungen zur Implantation eines Instrumentariums. Die biomechanischen Testbedingungen als Ausgangspunkt eines Systemvergleiches werden definiert und eigene Ergebnisse eines Vergleichstestes werden dargestellt. Die anatomischen Grundlagen werden an-

hand einer eigenen Untersuchung aufgezeigt; hierbei wird sowohl auf die Lagebeziehung des Implantates zu den Nachbarorganen als auch auf die Bedeutung der Knochendichte des Wirbelkörpers eingegangen. Anschließend werden die einzelnen Operationsindikationen sowie die unterschiedlichen Implantatsysteme beschrieben. Erwähnt werden neben den klassischen Verfahren auch aktuelle, neuere Entwicklungen. Die Darstellung beschränkt sich auf konventionelle Methoden, nicht aufgenommen wurden sogenannte endoskopische, minimalinvasive Verfahren. Zur raschen Orientierung werden am Beginn der jeweiligen Beschreibung eines Implantates die Anwendungsgebiete nach den Angaben der Hersteller tabellarisch aufgezeigt. Umgekehrt werden den Krankheitsbildern die zur Anwendung geeigneten Instrumentarien vorangestellt.

Das Buch wendet sich insbesondere an Orthopäden, Neurochirurgen und Unfallchirurgen, die sich mit der Wirbelsäule beschäftigen. Es soll als Leitfaden zur Indikationsstellung eines ventralen Eingriffes und zur Auswahl eines Implantates bei unterschiedlichen Krankheitsbildern dienen.

Mainz, im Sommer 1997

Peer Eysel

Inhalt

1 Entwicklung der ventralen Wirbelsäuleninstrumentation

Die Entwicklung der operativen Wirbelsäulenstabilisierung beginnt mit Berthold Ernst Hadra in Galveston, Texas, im Jahre 1891 und mit Fritz Lange in München 1909. Die Entwicklung der Wirbelsäulenfusion nimmt ihren Anfang mit Russell A. Hibbs und Fred H. Albee in New York City im Jahre 1911.

Hadra publiziert 1891 die erfolgreiche Stabilisierung einer Dislokationsfraktur der Halswirbelsäule mittels Drahtcerclagen um die Dornfortsätze (Hadra 1891). Der Versuch, diese Methode auf die Behandlung entzündlicher Deformitäten und Rumpfwirbelsäulenfrakturen auszudehnen, mißlingt (Hadra 1901, Eggers 1961).

Lange berichtet 1909 und 1910 über eine neue Methode zur operativen Wirbelsäulenstabilisierung bei Spondylitis. Es werden Zelluloid-, später Stahlstangen an beiden Seiten der Dornfortsatzreihe mit Seidenfäden oder Stahldrähten befestigt. Die verwendeten Metalle sind jedoch nicht inert, so daß es zu Fremdkörperreaktionen mit Implantatlockerungen kommt (Lange 1909, 1910).

Henle (1911, 1924) schlägt deshalb die Anlagerung von Knochenspänen an die Wirbelbögen zum Erzielen einer dauerhaften Fusion vor. Der Gedanke, die Wirbelsäule durch eine knöcherne Fusion der Wirbelbögen zu stabilisieren wird von Hibbs und Albee in größerem Umfang in die operative Praxis umgesetzt. Bei der Technik nach Albee (1911) werden die Dornfortsätze gespalten und ein Tibiaspan angelagert. Nach Hibbs (1911) werden die Dornfortsätze an der Basis frakturiert und nach kaudal bzw. kranial umgelegt. Zusätzlich werden im Spondylodesenbereich die Wirbelbogengelenke verödet und Knochenlamellen aus den Wirbelbögen gelöst und ebenfalls nach kaudal oder kranial umgeschlagen. Der Großteil dieser Fusionen erfolgt zur Stabilisierung tuberkulös bedingter Deformitäten. Im weiteren werden diese Techniken auf die Behandlung von Skoliosen und Frakturen ausgedehnt. Bereits im Jahre 1918 veröffentlicht Hibbs einen Bericht über 210 Operationen bei Spondylitis tuberculosa und 1931 über 360 Operationen bei Patienten mit einer Skoliose (Hibbs 1918, Hibbs u. Mitarb. 1931). Die genannten Operationstechniken zeigen in den verschiedenen Nachuntersuchungen eine Pseudarthroserate zwischen 12 und 49% (Bosworth 1945, Cleveland u. Mitarb. 1948, Weber u. Peyer 1974, Suezawa u. Mitarb. 1981).

Ebenfalls im Jahre 1911 führen de Quervain und Hoessly (1917) eine Fusionsoperation an der Halswirbelsäule nach diskoligamentärer Instabilität C5/6 durch. Als Knochentransplantat zur Fusion im Bereich der Wirbelbögen verwenden sie einen Knochenspan aus der Scapula.

Einen großen Fortschritt der Fusionsoperationen mit einer Senkung der Pseudarthrosehäufigkeit bedeutet die von Ghormley 1933 als erstem beschriebene Verwendung von Beckenkammspänen zur Knochentransplantation (Ghormley 1933). Nach der Veröffentlichung seiner Ergebnisse, mit einer Steigerung der Wirbelsäulenfusionsrate um 20%, wird diese Technik die Methode der Wahl zur autologen Knochenspangewinnung schlechthin.

Die Kombination aus operativer Stabilisierung und Fusion erfolgt zunächst, indem die Wirbelbogengelenke oder die Wirbelbögen verschraubt und gleichzeitig Knochenspäne angelagert werden (Toumey 1943, King 1944, Baker und Hoyt 1948).

1952 berichten Wilson und Straub über die Verwendung von durch Schrauben fixierte Metallplatten zur dorsalen lumbosakralen Fusion (Wilson u. Straub 1952). Der eigentliche Durchbruch in der Verwendung von Fremdmaterialien zur Wirbelsäulenstabilisierung und Korrektur erfolgt 1959, als P. Harrington den nach ihm benannten Stab zur Instrumentation von Skoliosen einsetzt (Harrington 1960, 1962). In der Folgezeit werden zahlreiche weitere dorsale Wirbelsäuleninstrumentarien entwickelt. Hervorzuheben sind: die transpedikuläre Implantatverankerung nach Roy-Camille (Roy-Camille u. Mitarb. 1976); der Fixateur externe nach Magerl (1979, 1982); die segmentale Wirbelsäuleninstrumentation nach Luque (1982); der Fixateur interne nach Dick (1984); die polysegmentale Instrumentation nach Cotrel und Dubousset (1984, 1985).

Die neueren Techniken führen durch die mehrsegmentale, zum Teil transpedikuläre Verankerung in Kombination mit dem Querzugprinzip zu einer hohen Primärstabilität, die eine orthesenfreie Mobilisation erlaubt. Die Korrektur erfolgt dreidimensional, berücksichtigt wird das frontale und sagittale Wirbelsäulenprofil. Pathologische Prozesse, wie sie sich in der Mehrzahl der Fälle im Bereich der Wirbelkörper abspielen, werden durch diese Verfahren per se nicht angegangen.

Bereits Percivall Pott hatte 1779 in seinem klassischen Aufsatz „Remarks on That Kind of Palsy of the Lower Limbs Which Is Frequently Found to Accompany a Curvature of the Spine and is Supposed to Be Caused by It. Together with Its Method of Cure" die direkte Drainage des ventral gelegenen Wirbelsäulenabszesses als Behandlungsmethode der Paraplegie empfohlen. 1917 beurteilt Henderson die Operationsmethoden von Albee und Hibbs als unzureichend, da sie nicht in der Lage sind, den im Wirbelkörper gelegenen tuberkulösen Entzündungsherd zu beseitigen (Henderson 1917).

Der Zugang zu den ventralen Wirbelsäulenabschnitten von dorsal, an der Brustwirbelsäule über eine Costotransversektomie, mit dem Ziel der Abszeßdrainage etabliert sich Ende des 19. und Anfang des 20. Jahrhunderts (Vincent 1892, Menard 1894, Clarke 1903, Wassiliew 1909).

Der direkte Zugang von ventral zur Wirbelsäule wird erstmals 1901 von Codivilla theoretisch erörtert, wegen der erwarteten Risiken jedoch nicht empfohlen. Der Australier Royle ist der erste, der 1921 eine Halbwirbelkörperentfernung bei einer kongenitalen Lumbalskoliose über einen ventralen Zugang durchführt. 1924 publiziert er die Technik der ventralen Sympathektomie, wobei er den gleichen Zugang verwendet (Royle 1924, 1928). Compere berichtet 1932 über 2 und von Lackum und Smith 1933 über 10 Fälle der ventralen Keilwirbelentfernung.

1932 erscheint erstmals ein Bericht über die Behandlung einer Spondylolisthese mittels ventraler interkorporeller Spondylodese (Capener 1932). 1933 berichtet Burns über die Behandlung eines 14 Jahre alten Jungen mit Spondylolisthese. Durch einen extraperitonealen, ventralen Zugang wird, durch Einfügen eines Tibiaspanes, eine interkorporelle Spondylodese L5/S1 erreicht (Burns 1933). Weitere Fallberichte folgen von Jenkins (1936), Mercer (1936) und Speed (1938).

1934 stellt der Japaner Ito anhand der Therapieergebnisse von zehn Patienten eine neue radikale Operationsmethode zur Behandlung der Tuberkulose vor. Das Prinzip besteht in der Entfernung des tuberkulösen Gewebes durch einen direkten (ventralen) Zugang und der Überbrückung des Defektes mit Knochenspänen aus der Tibia oder den Rippen (Ito u. Mitarb. 1934). Weitere Fallberichte über die ventrale Herdsanierung der Spondylitis

tuberculosa stammen von Mayer (1946), Wilkinson (1950), Orell (1951) sowie Kondo und Yamada (1957).

1956 standardisieren Hodgson und Stock den transpleuralen-retroperitonealen Zugang zur unteren Brust- und Lendenwirbelsäule zur radikalen Behandlung der Tuberkulose. Nach Entfernung des tuberkulösen Gewebes wird der Defekt anfänglich mit Rippenfragmenten, später mit Beckenkammspänen überbrückt. Postoperativ erfolgt eine mehrmonatige Ruhigstellung in einem Gipsmieder (Hodgson u. Stock 1956). 1960 berichten sie über 412 in dieser Weise behandelte Patienten. Die Rate der knöchernen Fusion wird mit über 90% angegeben (Hodgson u. Stock 1960, Hodgson u. Mitarb. 1960).

In dem gleichen Zeitraum wird der ventrale Zugang zur Halswirbelsäule zur intercorporellen Fusion bei traumatischen Instabilitäten, später auch zur Behandlung von zervikalen Spinalkanalstenosen und Bandscheibenvorfällen entwickelt und standardisiert (Robinson u. Smith 1955, 1958, Cloward 1958, Dereymacker und Mulier 1958, Bailey u. Badgley 1960).

Einer der ersten Versuche der ventralen Wirbelsäuleninstrumentation stammt von Humphries und Hawk (1959). Bei degenerativ bedingten Instabilitäten werden die benachbarten Wirbelkörper mit einer Kompressionsplatte verschraubt.

Der Gedanke der ventralen Instrumentation wird erst 1964 von Dwyer zur Behandlung von Skoliosen erneut aufgegriffen. Die Korrektur der skoliotischen Krümmung erfolgt bei dem Harrington Instrumentarium in erster Line durch die Distraktion der konkaven Wirbelsäulenseite. Der neue Ansatz Dwyers besteht darin, die konvexe Seite der Krümmung von ventral zu verkürzen und damit die Skoliose zu korrigieren.

1964 beginnen Dwyer und Newton, mit dem von Sherwood konstruierten, zur ventralen Korrektur von Skoliosen bestimmten Implantat, zu arbeiten. 1969 berichten sie über ihre ersten acht Operationsfälle (Dwyer u. Mitarb 1969). Die Implantate bestehen aus Wirbelkörperspangen (staples), Schrauben und einem geflochtenen Titankabel. Operationstechnisch werden nach dem Entfernen der Bandscheiben die einzelnen Wirbel im Spondylodesenbereich konvexseitig mit einer Schraube und der klammerförmigen Unterlagscheibe bestückt. Die Schrauben werden mit einem Titankabel verbunden, dieses wird verspannt wodurch sich die konvexseitige Strecke verkürzt und die Wirbelsäule aufgerichtet wird.

Die ersten Behandlungsergebnissse bei mehr als

100 Patienten werden für lumbale und thorakolumbale Krümmungen optimistisch beurteilt (Dwyer 1973, Dwyer u. Schaffer 1974). Probleme ergeben sich durch die hohe Rate von Kabelbrüchen (Zielke u. Pellin 1976, Zielke u. Berthet 1978, Zielke 1978, Kohler u. Mitarb. 1990) und einer Pseudarthroserate, die mit 16–20% angegeben wird (Onimus u. Michel 1978, Kohler u. Mitarb. 1990).

Das von Dwyer eingeführte Prinzip der anterolateralen Zuggurtung wird von Zielke aufgegriffen und verbessert (Zielke u. Mitarb. 1975, 1976, Ulrich 1976, Zielke 1978). Die sogen. Ventrale Derotationsspondylodese (VDS) hat das Dwyer-Instrumentarium heute nahezu ersetzt und stellt mittlerweile das weltweit am häufigsten verwendete ventrale Instrumentarium dar (Luk u. Mitarb. 1988). Anstatt eines flexiblen Kabels wird ein Gewindestab zur Kompression verwendet. Durch die unterschiedliche Position der Schrauben am Wirbelkörper und die Verwendung eines sogen. Derotators während der Operation wird eine dreidimensionale Korrektur erreicht. Die Nachbehandlung erfolgt in einer Rumpforthese. Das Operationsverfahren gestattet im Vergleich zur dorsalen Harrington Instrumentation eine Verkürzung der Fusionsstrecke sowie die erwähnte dreidimensionale Korrektur (Moe u. Mitarb. 1983). Schwachpunkte stellen die Fixation der Implantate in den Wirbelkörpern zur Übertragung der Korrekturkraft sowie Ermüdungsbrüche des Kompressionsstabes dar (Zielke 1980). Das VDS Instrumentarium wird heute als Teil des USIS Systemes angeboten.

Das Dwyer- und das VDS-System gestatten die Anwendung korrigierender Kräfte auf die skoliotisch verkrümmte Wirbelsäule, eine ausreichende kurzstreckige Stabilisierung z. B. bei Frakturen, ist jedoch ohne zusätzliche Maßnahmen nicht möglich.

Aus diesem Grunde entwickelt Dunn 1980 primär zur Behandlung von Berstungsfrakturen der Rumpfwirbelsäule ein ventrales Instrumentarium. Ziel ist es, eine Primärstabilität zu erreichen, die eine zusätzliche dorsale Instrumentation überflüssig macht (Dunn u. Mitarb. 1980, 1981), außerdem soll kurzstreckig unter Einbezug höchstens eines Wirbels ober- und unterhalb der Fraktur stabilisiert werden (Dunn 1984, 1986). Dunn entwickelt insgesamt 3 Instrumentarien (Typ I–III). Bei allen Systemen werden Blöcke seitlich mit einer Schraube an dem Wirbelkörper fixiert und mit einem rigiden Längsstab untereinander verbunden. Die höchste Stabilität wird mit dem Typ III erzielt. Bei diesem Typ werden die 8 mm hohen Wirbelkörperblöcke durch 2 Längsstäbe miteinander verbunden (Dunn 1984). Die ersten Ergebnisse sind ermutigend. Dunn (1984) veröffentlicht die Erfahrungen bei 48 Patienten mit einer Berstungsfraktur. In 45 Fällen kam es zu einem knöchernen Durchbau der Spondylodese ohne Korrekturverlust. Bald tauchen jedoch Berichte von sekundären Aortenrupturen auf. Die Ursache stellen Gefäßarrosionen, verursacht durch das Implantat, dar (Brown u. Mitarb. 1986, Dunn 1986, Jendrisak 1986, Woolsey 1986); das Dunn System wird vom Markt gezogen.

Slot setzt ab 1982 ein ventrales Distraktionsinstrumentarium zur Reposition und Instrumentation von Kyphosen unterschiedlicher Ätiologien ein (Slot 1982). Zur Verankerung am Wirbelkörper werden VDS-Schrauben verwendet, der flexible VDS-Stab wird durch einen rigiden Distraktionsstab ersetzt. Das Instrumentarium wird als Slot-Zielke System standardisiert und vorwiegend zur Behandlung instabiler Wirbelsäulenfrakturen eingesetzt (Slot 1982, Been 1991 a, b). Das Implantat wird später durch die Kombination mit einem VDS Stab und durch die Verbindung der Stäbe mittels eines Querzuges modifiziert.

1983 entwickelt Kostuik ebenfalls ein ventrales Zweistabsystem zur Behandlung instabiler Wirbelsäulenfrakturen und posttraumatischer Kyphosen (Kostuik 1983). Ein modifizierter Harringtondistraktionsstab wird über zwei Spezialschrauben im vorderen Bereich der beiden an die Fraktur angrenzenden Wirbelkörper fixiert. Über den Stab wird distrahiert und damit die Kyphose aufgerichtet. Zur zusätzlichen Stabilisierung wird ein ebenfalls modifizierter Gewindestab über zwei weitere Schrauben in den dorsalen Wirbelkörperabschnitten fixiert. Eine winkelstabile Verbindung zwischen beiden Stäben fehlt. Die Patienten werden postoperativ in einer Rumpforthese mobilisiert (Kostuik 1984, 1988, Kostuik u. Matsusaki 1989).

Seit Anfang der 80er Jahre werden auch Platten zur ein- oder zweisegmentalen Stabilisierung der Rumpfwirbelsäule eingesetzt. Die Indikationen sind im wesentlichen: frische Wirbelkörperfrakturen, posttraumatische Instabilitäten und Wirbelkörpertumoren.

Angewendet werden zum einen die aus der Extremitätenchirurgie bekannten AO Platten, die einfach oder zweifach von anterolateral auf die Wirbelkörper aufgeschraubt werden (Blauth u. Mitarb. 1987, Haas u. Mitarb. 1991, Hall u. Webb 1991). Entwickelt wurden auch spezielle, auf die Erfordernisse der Wirbelsäule abgestimmte Implantate; genannt werden hier exemplarisch die CASP- und die Syracuse I-Platte.

Das „Contoured Anterior Spinal Plate System" (CASP) besteht aus unterschiedlich langen, 2,5 cm breiten abgerundeten Platten mit 3 Lochreihen zur Aufnahme der Schrauben. Pro instrumentiertem Wirbelkörper können bis zu drei Schrauben implantiert werden (Black u. Mitarb. 1988, Gardner u. Mitarb. 1994).

Die „Syracuse I-Plate" entsteht 1985 aus einer AO Platte, indem diese in eine I-förmige Konfiguration umgewandelt wird. Das obere und untere Ende sind verbreitert, die mittleren Plattenlöcher sind entfernt und die Platte ist der seitlichen Wölbung des Wirbelkörpers angepaßt. Im Bereich der Schraubenlöcher ist die Platte verdickt um die Kontaktfläche zwischen Schraubenhals und Platte zu vergrößern. Die Schraubenlöcher sind in die Platte so eingefräst, daß sich die Schraubenspitzen berühren, wenn die Schrauben vollständig in den Wirbelkörper eingeschraubt sind (Yuan u. Mitarb. 1988). Der Verlauf der Schrauben bildet dann eine dreieckige Konstruktion, wodurch die Stabilität des Implantats erhöht wird (Bayley u. Mitarb. 1991). Eine Reihe spezieller Platten zur Verwendung an der ventralen Rumpfwirbelsäule wurde in den Folgejahren entwickelt. Neben der speziellen Formgestaltung ist in einigen Fällen über die Platte die Ausübung von Kompressions- oder Distraktionskräften möglich (siehe Kapitel 5.2).

1984 veröffentlichen Kaneda u. Mitarb. die ersten Operationsergebnisse eines ventralen Zweistabsystemes bei 15 Patienten mit einer instabilen Fraktur des thorakolumbalen Überganges. Das Implantat wird mit 2 Wirbelkörperschrauben pro Wirbel fixiert. Zusätzliche Stabilität ensteht durch Wirbelkörperplatten, die sich mit 4 scharfkantigen Ecken im Knochen verankern. Die Längsverbindung erfolgt mit 2 rigiden Gewindestäben, die untereinander mit Querzügen verbunden sind. Mit den Gewindestäben ist eine Distraktion oder Kompression des überbrückten Bezirkes möglich. Nachdem das Implantat anfänglich nur zu Behandlung frischer Frakturen eingesetzt wurde, hat sich mittlerweile das Indikationsspektrum erweitert. Stabilisiert werden Osteoporosefrakturen, Wirbelsäulentumoren, Kyphosen unterschiedlicher Ätiologie sowie degenerative Instabilitäten (Kaneda u. Mitarb. 1988, Kaneda 1991, Hanakita u. Mitarb. 1992, Kaneda u. Mitarb. 1992, Hamilton u. Webb 1994). Das System kann mehrere Wirbelkörper erfassen. Es führt zu einer hohen primären Stabilität, so daß in der Regel keine zusätzliche dorsale Instrumentation notwendig ist. Die Patienten werden nach Kaneda postoperativ für 5–6 Monate mit einer Rumpforthese versorgt. Unter den ersten 254 mit diesem System behandelten Patienten wurden 16 Pseudarthrosen beobachtet (Kaneda 1991). Mittlerweile wurde das System modifiziert indem statt der Gewindestäbe glatte Längsstäbe verwendet werden (siehe Kapitel 5.1.4). Die Kompression oder Distraktion erfolgt mit Spezialzangen. Durch das veränderte Stabdesign ist das Instrumentarium auch bei Deformitäten anwendbar (Shono u. Mitarb. 1994).

Zwischen 1986 und 1990 wird am Texas Scottish Rite Hospital in Dallas, Texas ein Wirbelsäuleninstrumentarium sowohl zur dorsalen als auch zur ventralen Applikation entwickelt, das TSRH Spinal System (Richardson u. Mitarb. 1990, Benzel u. Mitarb. 1991, Ashman u. Mitarb. 1991, Ashman u. Mitarb. 1993). Das Implantat sollte möglichst einfach in der Anwendung und universell einsetzbar sein. Im Grundkonzept lehnt es sich an das CD-Instrumentarium, mit dem Prinzip der dreidimensionalen Korrektur einer Wirbelsäulenverkrümmung, an. Die Verankerung erfolgt dorsal, ähnlich dem CD-System, mit unterschiedlichen Haken und transpedikulär verankerten Schrauben. Im Gegensatz zu dem CD- kann das TSRH-Instrumentarium auch ventral implantiert werden. Die Anwendung ist dann als Ein- und Zweistabsystem möglich. Die Einstabvariante wird in der Regel zur Skoliosenkorrektur und die Zweistabvariante zur Stabilisierung bei Instabilitäten angewandt. Indikationen sind hier u. a.: Frakturen, Tumoren und degenerative Gleitvorgänge. Werden 2 Stäbe implantiert, so werden diese mit je einer Schraube im Wirbelkörper verankert und über Querzüge miteinander verbunden. Die Korrektur einer langstreckigen Deformität, z. B. einer Skoliose, erfolgt unter Verwendung eines Stabes. Die Wirbelkörper innerhalb der Fusionsstrecke werden mit einer Spezialschraube bestückt, der Stab wird entsprechend der Krümmung vorgebogen und drehbar mit den einzelnen Schrauben verbunden. Die Krümmung im frontalen Profil, d. h. die Skoliose, wird durch Rotation des Stabes um 90° in eine Krümmung im sagittalen Profil, im Falle der LWS eine Lordose, überführt. Bisher liegen nur wenige klinische Ergebnisse dieser Methode vor. In einem ersten Bericht über 14 korrigierte idiopathische Skoliosen beträgt die Rate der knöchernen Fusion 100%, wobei die Patienten postoperativ für 2–6 Monate mit einem Kunststoffkorsett behandelt wurden (Turi u. Mitarb. 1993).

An der Orthopädischen Universitätsklinik Mainz wird seit 1990 ein primärstabiles ventrales

Wirbelsäuleninstrumentarium mit universeller Korrekturmöglichkeit zur Behandlung unterschiedlicher Wirbelsäulenerkrankungen entwickelt und seit 1992 klinisch eingesetzt. Das CDH (Cotrel-Dubousset-Hopf) System basiert auf zwei unterschiedlich dicken Längsstäben, die zwei oder mehrere Wirbelkörper miteinander verbinden. Die Verankerung erfolgt mittels anatomisch geformter Blöcke, die über 2 Schrauben mit dem Wirbelkörper verbunden sind und eine Winkelstabilität durch Verwirklichung des Querzugprinzipes gewährleisten. Die Nachbehandlung erfolgt orthesenfrei.

Mittlerweile wurden unterschiedliche Stabsysteme speziell zur Verwendung an der ventralen Rumpfwirbelsäule entwickelt. Die einzelnen Instrumentarien werden in Kapitel 5.1 dargestellt. Parallel mit der Konstruktion stabilisierender Implantate (Platten- oder Stabsysteme) wurden eine Reihe unterschiedlicher Platzhalter entwickelt, die entweder einen knöchernen Defekt überbrücken oder in den Zwischenwirbelraum eingefügt werden können. Diese sogenannten Platzhalter werden in Kapitel 5.3 und 5.4 behandelt.

2 Biomechanische Grundlagen

Die Wirbelsäule eines erwachsenen Menschen unterliegt ca. 3 Millionen Lastwechseln im Jahr. Die entstehenden Flexions- und Rotationsbewegungen müssen von einem die Wirbelsäule stabilisierenden Instrumentarium, zumindest bis zum Eintreten einer knöchernen Fusion des betreffenden Abschnittes, mehr oder weniger neutralisiert werden. Entsprechend hoch sind die Anforderungen an die biomechanischen Eigenschaften eines Implantates. Für dorsale Wirbelsäuleninstrumentarien liegen ausführliche experimentelle Untersuchungen vor, die die Stabilität der verschieden verankerten Systeme (Drahtcerclagen, Wirbelbogenhaken, transpedikuläre Schrauben) belegen. Für ventrale Implantate gibt es nur vereinzelte experimentelle Studien ohne standardisierten Versuchsaufbau. Biomechanische Eigenschaften eines Systems, bestimmt unter in vitro Bedingungen, sind nur eingeschränkt auf klinische Gegebenheiten übertragbar. Ein Vergleich von biomechanischen Implantateigenschaften untereinander ist jedoch nur unter solchen standardisierten in vitro Versuchsbedingungen möglich. Ein geeignetes Tiermodell zur Simulation der Belastung der menschlichen Wirbelsäule mit den Gegebenheiten des aufrechten Ganges fehlt; prospektive klinische Untersuchungen sind bei der Komplexität der unterschiedlichen Erkrankungen die einer ventralen Instrumentation bedürfen, für den Methodenvergleich unter mechanischen Gesichtspunkten ungeeignet. Mit Hilfe des in vitro Testes ist es möglich, ein bereits klinisch etabliertes Implantat als Vergleich für neue Entwicklungen heranzuziehen. Zweck des Kapitels soll sein, standardisierte Testbedingungen zu beschreiben und gleichzeitig eigene Untersuchungsergebnisse aufzuzeigen.

2.1 Voraussetzungen der biomechanischen Testung

Im folgenden werden Bedingungen eines biomechanischen Systemvergleiches ventraler Implantate exemplarisch anhand vier verschiedener Instrumentarien und dreier Testmodelle definiert.

Bei den Versuchsaufbauten wird nach der Richtung der applizierten Kraft zwischen ein- und mehrdimensionalen Tests unterschieden. Es empfiehlt sich einen eindimensionalen und zwei mehrdimensionale Tests durchzuführen (Tab. 1).

Eindimensional handelt es sich um ein Modell zur Prüfung der axialen Implantatauszugsfestigkeit. Die dabei applizierten Kräfte werden in vivo nicht ausgeübt, stellen jedoch ein Maß für die Güte der Verankerung des Instrumentariums an der Wirbelsäule dar. Die Verankerungsbedingungen sind an den ventralen Wirbelsäulenabschnitten wesentlich ungünstiger als an den allseits aus corticalem Knochen bestehenden Pedikeln bei der dorsalen Instrumentation. Die Wirbelkörper bestehen zu mehr als 95% aus Spongiosa und sind stoffwechselbedingten Veränderungen, etwa der Osteoporose, stärker als die dorsalen Wirbelsäulenelemente ausgesetzt. Unter diesen Voraussetzungen ist eine deutliche Abhängigkeit der Verankerungsfestigkeit vom Implantatdesign zu erwarten.

Die zwei mehrdimensionalen biomechanischen Testmodelle dienen zur Überprüfung der Fähigkeit des Instrumentariums, die Wirbelsäule in allen Raumebenen zu stabilisieren. Auf die Präparate wirken entsprechend Flexions- und Torsionskräfte ein. Die Instabilität wird dabei in einem Fall durch eine Korporektomie mit und ohne anschließender Defektüberbrückung sowie in einem weiteren Fall durch die Dissektion der Bandscheiben in mehreren Etagen simuliert. Diese Defektmodelle lassen sich auf die häufigsten operativen in vivo Situationen, nämlich bei Skoliose-, Tumor oder Frakturoperationen, beziehen.

Ventrale mehrsegmentale Instrumentarien lassen sich in flexible und rigide sowie in Ein- und Zweistabsysteme unterteilen. Bei den untersuchten Instrumentarien werden ein flexibles Einstabsystem (VDS), ein rigides Einstabsystem (TSRH in der Verwendung mit einem Stab) sowie drei rigide Zweistabsysteme (Kaneda, CDH, TSRH in der

Tabelle 1 Die drei unterschiedlichen Versuchaufbauten zur biomechanischen in vitro Testung ventraler Wirbelsäulenimplantate.

- Eindimensionaler Test
  – Axiale Implantatauszugsfestigkeit
- Mehrdimensionale Tests
  – Korporektomie
  – Mehrsegementale Bandscheibendissektion

Verwendung mit zwei Stäben) untersucht (Tab. 2). Das VDS Instrumentarium stellt das weltweit am häufigsten ventral implantierte System dar, es kann als „golden standard" angesehen werden. Das Kaneda System ist das erste in Serie eingesetzte System mit zwei Stäben. Es hat sich in mehreren klinischen Studien bewährt und kann als etabliertes Referenzsystem gelten. TSRH und CDH stellen universelle, mehrsegmental verankerbare Neuentwicklungen dar.

Neben einheitlichen Versuchsaufbauten sind zur Vergleichbarkeit biomechanischer Testergebnisse auch standardisierte Methoden zur Vorbereitung der Präparate zu fordern. Dies betrifft die Entnahme und Konservierung der Wirbelsäulenabschnitte, die Bestimmung von Knochendichte und Ausmaß der Osteochondrose sowie Spondylarthrose der oftmals von Verstorbenen in hohem Lebensalter stammenden Präparate.

2.1.1 Die Wirbelsäulenpräparate

Ein Problem, welches sich bei allen biomechanischen in vitro-Untersuchungen an der Wirbelsäule ergibt, ist die begrenzte Verfügbarkeit korrekt konservierter Leichenwirbelsäulen. Eine Reihe biomechanischer Testungen wird deshalb an tierischen Wirbelsäulenpräparaten vorgenommen (u. a. Ashman u. Mitarb. 1988, Gurr u. Mitarb. 1988, Shono u. Mitarb. 1991, Zdeblick u. Mitarb. 1993). Um den in vivo-Bedingungen, besonders hinsichtlich der Größe der Wirbelkörper und der Knochenqualität, möglichst nahe zu kommen, empfiehlt es sich, ausschließlich humane Präparate zu verwenden. Zudem sind morphologische Strukturen wie Wirbelbogengelenke und Knochenqualität bei Tierpräparaten nur eingeschränkt auf die klinische Situation zu übertragen. Die Testpräparate sollten von frisch verstorbenen, nichtkonservierten Leichen stammen. Der Todeszeitpunkt sollte höchstens 24 Stunden vor der Entnahme des Wirbelsäulenabschnittes liegen, andernfalls sind zunehmende Einflüsse der Autolyse zu erwarten. Ausschlußkriterien sind Tumoren der Wirbelsäule, der Verdacht auf eine Knochenmarkinfiltration bei einer malignen Systemerkrankung und jede Form von knöchernen Defekten an der Wirbelsäule bei Verletzungen, Entzündungen oder Voroperationen. Bei den Verstorbenen handelt es sich in der Regel um Patienten in höherem Lebensalter, in der vorliegenden Untersuchung betrug das Durchschnittsalter 58,5 Jahre, so daß degenerative Veränderungen und Osteoporose zu erwarten sind. Es ist deshalb un-

Tabelle 2 Drei unterschiedliche ventrale Implantattypen. 1 = Einstab, 2 = Zweistab.

Flexibles Einstabsystem	– VDS
Rigides Einstabsystem	– TSRH (1)
Rigides Zweistabsystem	– TSRH (2) – KANEDA – CDH

umgänglich, entsprechende Parameter zu erfassen. Der Grad der Bandscheibendegeneration und die Knochendichte können gemessen werden, Spondylophyten oder spondylarthrotische Zeichen werden als nichtquantifizierbare Beobachtung registriert. Dokumentiert werden sollte auch das sagittale und frontale Profil des untersuchten Wirbelsäulenabschnittes.

2.1.2 Die Auswahl der Wirbelsäulenabschnitte

Unterschiedliche Wirbelsäulenerkrankungen werden im Bereich der unteren Brust- und oberen Lendenwirbelsäule vermehrt festgestellt. So betreffen bis zu 50% der Rumpfwirbelsäulenfrakturen den zwölften Brust- oder den ersten und zweiten Lendenwirbel (Magerl 1985, Blauth u. Mitarb. 1987, Eysel u. Mitarb 1991). Die Spondylitis und Spondylodiscitis (La Rocca 1978, Jäger und Springer 1981, Ross u. Fleming 1986, Eysel u. Peters 1997) tritt ebenso wie der Großteil der Wirbelsäulentumoren, insbesondere Metastasen (Salzer-Kuntschik 1984, Rompe u. Mitarb. 1994), bevorzugt im Bereich der unteren Brust- und oberen Lendenwirbelsäule auf. Entsprechend dieser Häufung bietet sich zur Testung der kurzstreckigen, zwei Wirbelsäulensegmente betreffenden Stabilität, der thorakolumbale Übergang, d. h. die Region vom elften Brust- bis zum zweiten Lendenwirbel, an.

Zur Prüfung der Stabilität der längerstreckig instrumentierten Wirbelsäule wird die Lendenwirbelsäule verwandt. Dieser Wirbelsäulenabschnitt weist typische Charakteristika auf, die eine Überprüfung von Implantaten nahelegen. Neben den erwähnten primären und sekundären Tumoren treten degenerative Veränderungen wie das Drehgleiten, bandscheibenbedingte Kyphosen und operationsbedingte Instabilitäten (Postdiskotomie Syndrom) in der Lendenwirbelsäule vermehrt auf. Häufig sind ebenso primäre Erkrankungen wie Spondylolisthesen und Skoliosen (Heine 1980). Durch die ausgeprägte Mobilität der Lendenwirbelsäule (Weber u. Wimmer 1991) werden an Implantate hohe Ansprüche gestellt, so daß die Instrumentation dieses Wirbelsäulenabschnittes in hervorragendem Maße für experimentelle Studien geeignet ist.

2.1.3 Technik der Entnahme, Präparation und Konservierung

Der entsprechende Wirbelsäulenabschnitt wird mit dem umgebenden Weichgewebe als Block der frisch verstorbenen, nichtkonservierten Leiche entnommen. Unmittelbar nach der Entnahme wird der Gewebeblock bei minus 20° Celcius eingefroren und mit dieser Temperatur konserviert. Gegenüber anderen Methoden der Konservierung werden hier die biomechanischen Präparateeigenschaften nur geringfügig beeinflußt (Flynn u. Mitarb. 1990, Panjabi u. Mitarb. 1985). Die Konservierungsdauer sollte einheitlich auf drei Monate begrenzt werden. Von der Wirbelsäule werden unmittelbar vor der Testprozedur die umgebende Muskulatur, die ventral verlaufenden Gefäße sowie der Duralschlauch mit Nervenwurzeln entfernt. Das vordere und das hintere Längsband sowie die Kapseln der Wirbelbogengelenke werden nicht verletzt. Während der Tests sollten die Präparate ständig mit physiologischer Kochsalzlösung feucht gehalten werden.

2.1.4 Bestimmung der Knochendichte

Da die Knochendichte die Verankerungsfestigkeit eines schraubenfixierten Implantates beeinflußt (Wittenberg u. Mitarb. 1991) , muß sie bei allen Präparaten bestimmt werden. Dies kann histologisch durch die Berechnung der relativen Knochenanschnittsfläche aus einem nach dem Test entnommenen Stanzzylinder erfolgen (Oberholzer 1983). Die Knochendichte kann jedoch auch radiologisch vor dem jeweiligen Test ermittelt werden. In einer eigenen Untersuchung wurde bei 50 humanen Wirbelkörpern die Knochendichte mittels DEXA, QCT und MRT ermittelt. Anschließend wurde die axiale Auszugsfestigkeit von VDS Schrauben bestimmt. Die deutlichste Korrelation konnte für QCT und DEXA gefunden werden, damit sind auch diese Methoden zum Vergleich der Dichte vor biomechanischen Untersuchungen geeignet (Eysel u. Mitarb. 1997b) (siehe Kapitel 3.4).

2.1.5 Die Klassifikation der Bandscheibendegeneration

Die viscoelastischen Eigenschaften der Präparate werden durch das Ausmaß der Bandscheibendegeneration beeinflußt. Diese kann makroskopisch in Anlehnung an Nachemson (1960) bestimmt werden. Die Bandscheiben werden, je nach Test vor oder nach der Messung in der Mitte durchtrennt; der Degenerationsgrad wird in vier Stufen eingeteilt:

Grad 1 – Der Nucleus pulposus zeigt sich von weicher, gelatinöser Konsistenz und ist deutlich vom Annulus fibrosus getrennt. Der Annulus ist makroskopisch intakt und zeigt keinerlei Einrisse.

Grad 2 – Der ebenfalls deutlich vom Annulus fibrosus getrennte Nucleus pulposus ist von derber, fibröser Konsistenz. Der Annulus zeigt keine Einrisse.

Grad 3 – Der Nucleus pulposus ist von derber, fibröser Konsistenz, die Grenze zum Annulus fibrosus ist unscharf. Der Annulus weist einzelne, radiär verlaufende Fissuren auf.

Grad 4 – Der Nucleus pulposus ist nicht eindeutig vom Annulus fibrosus abzugrenzen; im Bereich der gesamten Bandscheibe zeigen sich Fissuren und Zysten.

2.1.6 Instrumentarien

Die im vorliegenden Beispiel untersuchten vier Instrumentarien berücksichtigen die drei unterschiedlichen ventralen Implantatprinzipien (Tab. 2). Alle Instrumentarien sollten entsprechend der jeweiligen Operationsanleitung implantiert werden. Zur besseren Vergleichbarkeit muß die Implantation bei allen Instrumentarien standardisiert werden, dies betrifft die Schraubenlänge und die Verankerungsseite am Wirbelkörper.

Ventrale Derotationsspondylodese (VDS – USIS)

Das VDS Implantat (s. Kap. 5.1.9) wurde mit Unterlegscheiben in einem Abstand von 5–10 mm ventral der hinteren Wirbelkörperbegrenzung parallel zur Wirbelkörperhinterwand verankert. Die Wirbelkörperkortikalis wurde beiderseits perforiert. Aufgrund des flexiblen 3 mm starken Längsstabes ist die Ausübung von Distraktionskräften an der

Abb. 1 VDS-Instrumentation nach Korporektomie und Implantation eines Platzhalters.

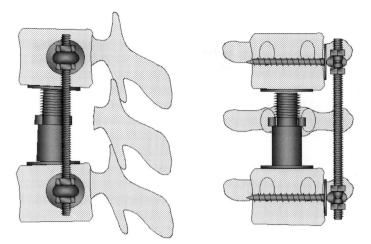

ventralen Wirbelsäule in der Praxis nicht durchführbar. Der Wirkungsmechanismus der Instrumentation entspricht einer Kompressionsspondylodese. Entsprechend war es nicht möglich, die Stabilitätsmessung nach isolierter Korporektomie mit dem VDS-Instrumentarium durchzuführen. Implantiert wurde das System jedoch nach Korporektomie und anschließender Defektüberbrückung mit einem Platzhalter (Abb. 1).

Ebenso wurde das VDS-Implantat zur Stabilitätsmessung der Wirbelsäule nach Dissektion der Bandscheiben in 3 Etagen verwandt (Abb. 2).

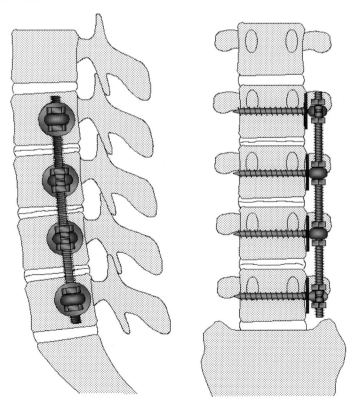

Abb. 2 VDS-Instrumentation nach Dissektion der Bandscheibe in drei Etagen.

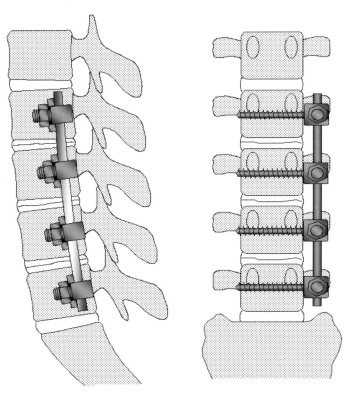

Abb. 3   TSRH-Instrumentation nach Dissektion der Bandscheibe in drei Etagen (Einstabmontage).

Texas scottish rite hospital spinal system (TSRH)

Das TSRH Instrumentarium (s. Kap. 5.1.8) wurde zunächst als Einstab-System zur Stabilitätsmessung der Wirbelsäule nach Dissektion der Bandscheiben in 3 Etagen verwandt. Die Implantation der Schrauben erfolgte parallel zur Wirbelkörperhinterwand, 5–10 mm ventral der hinteren Wirbelkörperbegrenzung mit beidseitiger Perforation der Kortikalis (Abb. 3).

Damit dem Implantat sowohl Kompressions- als auch Distraktionskräfte ausgeübt und auf Dauer gehalten werden können, wurde das System zur Stabilitätsmessung der Wirbelsäule nach Korporektomie mit und ohne Defektüberbrückung eingesetzt. Hier kam es als Zweistab-System zur Anwendung (Abb. 4).

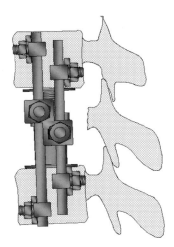
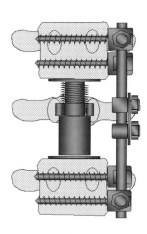

Abb. 4   TSRH-Instrumentation nach Korporektomie und Implantation eines Platzhalters (Zweistabmontage).

Abb. 5 KANEDA-Instrumentation (Version mit Gewindestäben) nach Korporektomie und Implantation eines Platzhalters.

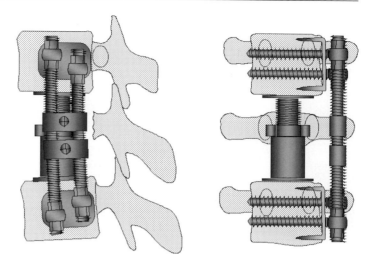

KANEDA Anterior Spinal System

Das KANEDA Instrumentarium (s. Kap. 5.1.4) ist nur als Zweistab-System implantierbar. Die Schrauben wurden parallel zur Wirbelkörper-hinterkante angebracht, die Fixierung erfolgte bi-cortical. Das Implantat wurde nur zur Stabilitäts-messung der Wirbelsäule nach Korporektomie mit und ohne Defektüberbrückung verwandt (Abb. 5).

CDH Universal Anterior Spinal System

Das CDH Implantat (s. Kap. 5.1.3) ist als reines Zweistab-System sowohl mono- als auch mehrseg-mental anwendbar. Entsprechend wurde das CDH-System zur Stabilitätsmessung der Wirbel-säule nach Korporektomie mit und ohne Defektü-berbrückung (Abb. 6), sowie nach Dissektion der Bandscheibe in 3 Etagen verwendet (Abb. 7).

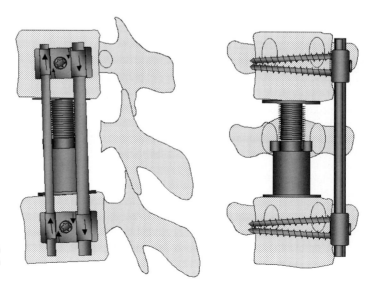

Abb. 6 CDH-Instrumentation nach Korporektomie und Implantation eines Platzhalters.

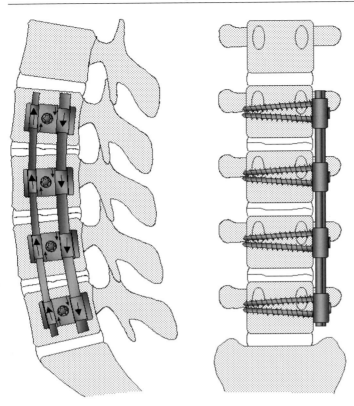

Abb. 7 CDH-Instrumentation nach Dissektion der Bandscheibe in drei Etagen.

2.2 Messung zur dreidimensionalen Stabilität

2.2.1 Versuchsaufbau

Die biomechanische Testung eines instrumentierten Wirbelsäulenabschnittes kann grundsätzlich unter den Aspekten der maximalen Belastbarkeit, der Ermüdbarkeit und der primären Stabilität erfolgen (Panjabi 1991). Bei den Tests zur Feststellung der maximalen Belastbarkeit und der Ermüdbarkeit kommt es zwangsläufig zu einer Destruktion des Implantates. In der vorliegenden Untersuchung wurde die dreidimensionale Stabilität eines Wirbelsäulenabschnittes ermittelt. Es handelt sich hierbei um einen nichtdestruktiven Test mit einer physiologischen Belastung des Wirbelsäulenmodells, bei dem dasselbe Präparat mehrere Testzyklen durchlaufen kann (Panjabi u. Mitarb 1988). Rückschlüsse auf die Ermüdbarkeit oder Belastbarkeit sind dabei nicht möglich.

Die biomechanischen Testungen wurden entsprechend den mittlerweile als Standard anerkannten Kriterien von Panjabi (1988, 1991) und

Abumi (1989) durchgeführt. Die Messung der dreidimensionalen Stabilität der Wirbelsäulenpräparate erfolgte an einem für die vorliegende Untersuchung speziell konstruierten mechanisch-elektronischen Wirbelsäulenprüfstand. Es handelt sich dabei um ein flexibles System, dessen Freiheitsgrade es dem Testpräparat erlauben, sich in jeder Richtung zu bewegen. Aufgrund der dreidimensionalen Beweglichkeit der Wirbelsäule im Versuchsaufbau mit der Möglichkeit gekoppelter Bewegungsformen wurden raumfest vorgegebene Drehachsen vermieden.

Der Grundgedanke der vergleichenden Untersuchungen war die quantitative Ermittlung der durch Einleitung definierter Drehmomente erzeugten Wirbelsäulenflexion in der Frontal- und Sagittalebene und Wirbelsäulentorsion um ihre Längsachse.

Die Untersuchung der so definierten mechanischen Stabilität erfolgte an zwei Modellen (siehe Kapitel 2.1): einmal wurde eine Instabilität am thorakolumbalen Übergang durch Korporektomie von LWK 1 erzeugt. In dem zweiten Modell wurden an der Lendenwirbelsäule drei Bandscheiben disseziert (L2/3 bis L4/5).

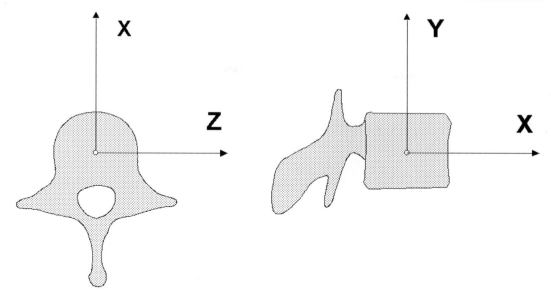

Abb. 8 Koordinatensystem zur Beschreibung der Wirbelsäulenbewegung.

Für jedes Implantat (VDS, TSRH, KANEDA, CDH) wurden jeweils 6 Wirbelsäulenabschnitte von BW 11 bis LW 2 und 6 Abschnitte von LW 1 bis LW 5 entsprechend der oben angeführten Technik präpariert. Das untere Drittel des zweiten bzw. fünften Lendenwirbels wurde in eine Bleilegierung mit einem Schmelzpunkt von 70° C eingebettet und auf einer Metallplatte unverschieblich fixiert. Für die Ermittlung der Wirbelsäulenflexion in der Sagittal- bzw. Frontalebene wurde die räumliche Bewegung des Zentrums des 12. Brustwirbels bzw. 2. Lendenwirbels gewählt. Hierzu wurde an diesem Wirbelkörper ohne Beschädigung der Knochensubstanz eine Metallkonstruktion, der Meßträger, zur Ankoppelung der Meßsensorik unter genauer räumlicher Justierung fixiert. Am darüber liegenden Wirbel wurde ein für die definierte Einleitung von Zug- und Torsionskräften konstruierter Metallrahmen verschraubt und verklemmt. Das so vorbereitete Präparat wurde mit der Grundplatte im Prüfstand fixiert.

Der Meßträger wurde beweglich mit Potentiometern zur Erfassung von linearen- und Winkelbewegungen verbunden. Die von diesen Meßpotentiometern erzeugten Signale wurden über eine Analog/Digital-Schnittstelle von einem PC Mikrocomputersytem erfaßt.

Als Bezugssystem für die Beschreibung der Wirbelsäulenbewegung wurde ein raumfestes kartesisches Koordinatensystem xyz gewählt, dessen Ur-

sprung in der ebenfalls raumfesten Bodenplatte des Präparates liegt (Abb. 8).

Die xy-Ebene und die yz-Ebene dieses Systems entsprechen der anatomischen Sagittalebene bzw. Frontalebene des Präparates.

Die gemessenen Bewegungsauschläge wurden als Rotation und Translation erfaßt, die viskoelastischen Eigenschaften des Präparats wurden durch Vorbelastungszyklen berücksichtigt.

Bei der für die vorliegende Untersuchung konstruierten Versuchsanordnung wurde das zur definierten Biegebelastung der Wirbelsäulenpräparate erforderliche Drehmoment durch einen rechtwinklig zur Wirbelsäulenachse befestigten Hebelarm eingeleitet (Abb. 9).

In allen Belastungsarten wurden in dieser Weise schrittweise Drehmomente von 1 Nm bis zum Maximalwert von 7 Nm appliziert.

Zunächst wurden die Werte jeder Wirbelsäule in intaktem, nichtinstrumentiertem Zustand gemessen. Das Präparat wurde nach vorne/hinten und rechts/links gebeugt. Weiterhin erfolgte eine Rotationsbelastung nach rechts und links.

Eine Instabilität wurde durch die Entfernung des ersten Lendenwirbelkörpers bzw. durch Dissektion der Bandscheiben L2/3, L3/4 und L4/5 simuliert. Anschließend erfolgte von der linken Seite die Instrumentation der Präparate nach den jeweiligen Herstellerangaben. Die nunmehr instrumentierte Wirbelsäule wurde unter den gleichen Versuchsbe-

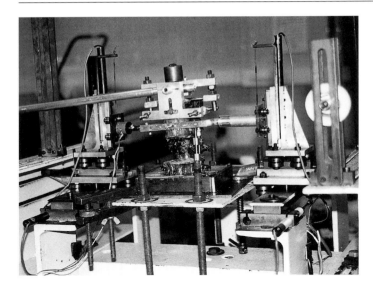

Abb. 9 Krafteinleitung über Hebelarme auf das Präparat. Im vorliegenden Beispiel wurde der erste Lendenwirbelkörper entfernt und das KANEDA-Instrumentarium von Th12 bis L2 implantiert.

dingungen wie beim intakten Präparat erneut vermessen.

Auf die Applikation einer axialen Vorlast, wie sie sich durch Körpergewicht, Muskelzug und Bandverspannung ergibt, wurde bei unseren Untersuchungen verzichtet. Obwohl grundsätzlich für die Simulation von in vivo Bedingungen nicht ohne Interesse, ist eine realistische quantitative Festlegung dieses zusätzlichen Parameters schwierig. Bei zunehmender Biegung des Präparates ändert sich die Vorlast, schwer zu bestimmende Schermomente beeinflussen die Messung. Wir betrachten darüberhinaus die Prüfung des instrumentierten Wirbelsäulenabschnitts ohne beaufschlagte axiale Last als Basis jeder Stabilitätsbeurteilung. Ein nur mit axialer Lastbeaufschlagung beobachteter Stabilitätsgewinn eines Instrumentariums wäre bei Betrachtung aller möglichen Körperhaltungen und Körperbewegungen unverläßlich.

Die Höhe des applizierten Drehmomentes wurde mit einem Wert von 7 Nm so gewählt, daß einerseits Bewegungsausschläge im physiologischem Bereich erfolgen, andererseits das Präparat nicht zerstört wird. Die in der Literatur veröffentlichten Drehmomente bei der Testung ventraler Implantatsysteme liegen im Bereich zwischen 3,4 und 12 Nm (Ashman u. Mitarb. 1988, Bone u. Mitarb. 1988, Gurr u. Mitarb. 1988, Abumi u. Mitarb. 1989, Shono u. Mitarb. 1991, 1994, Zdeblick u. Mitarb. 1993). Im Rahmen einer in vivo-Untersuchung bei Patienten mit implantiertem Fixateur externe, der mit Lastmeßzellen ausgestattet war,

konnten in unterschiedlichen Körperpositionen nie mehr als 8–10 Nm Drehmoment gemessen werden (Wörsdörfer u. Mitarb. 1983).

2.2.2 Ergebnisse

In der vorliegenden Studie wurden 4 verschiedene Systeme zur ventralen Wirbelsäulenstabilisierung unter gleichen Bedingungen in unterschiedlichen biomechanischen Tests miteinander verglichen. Die multidirektionale Stabilität eines instrumentierten Wirbelsäulenabschnittes wurde geprüft. Untersucht wurden der thorakolumbale Übergang nach Korporektomie L1 ohne und mit Implantation eines Wirbelkörperplatzhalters sowie die Lendenwirbelsäule nach Bandscheibendissektion in 3 Segmenten.

Bei der Instrumentation nach Korporektomie muß zwischen der Versuchsreihe mit und ohne Platzhalterimplantation unterschieden werden.

Bei dem reinen Korporektomiemodell ohne Einfügen eines den Defekt überbrückenden Metallstempels konnten nur das TSRH-, das Kaneda- und das CDH-Implantat, jeweils mit 2 Längsstäben, getestet werden. Aufgrund des flexiblen Gewindestabes war die Prüfung des VDS-Systems nicht möglich, da schon das Eigengewicht des Wirbelsäulenabschnittes zu einer Verformung des Implantates führte. Die 3 untersuchten rigiden Zweistabsysteme wiesen hinsichtlich ihrer Fähigkeit, den betreffenden Wirbelsäulenabschnitt zu

Abb. 10 Korporektomiemodell ohne Platzhalter: Rotation des Meßpunktes für die mit dem TSRH (2-Stab), KANEDA- und CDH-Instrumentarium stabilisierten Präparate in Ante- und Retroflexion, rechts und links Flexion sowie rechts und links Torsion. Angegeben ist der Median der Meßergebnisse der 6 Präparate pro Instrumentarium.

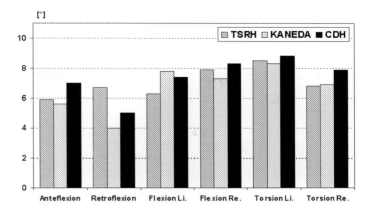

stabilisieren, keinen signifikanten Unterschied auf. Dies gilt für die Messung der Translation und Rotation in allen Ebenen des zugrundegelegten Koordinatensystemes.

In Vorbeugung, Seitneigung und Drehung zeigte sich bei allen Instrumentarien eine gegenüber der intakten Wirbelsäule vermehrte Beweglichkeit. Bei den Beugebewegungen war der Bewegungsumfang je nach Implantat zwischen 10 und 65% vermehrt. Die geringste Stabilisierung erfolgte bei den Torsionsbewegungen. Hier zeigte sich sowohl bei der Drehung nach links als auch nach rechts eine um bis zu 330% vermehrte Rotation um den Meßpunkt im Vergleich zur intakten Wirbelsäule. Lediglich bei Retroflexion lag die Rotationsamplitude etwa auf dem Niveau des intakten Präparates, während die Translationsbewegung in diesem Falle um 18–24% geringer war. Die Absolutwerte der Rotation des Meßpunktes bei den verschiedenen Instrumentarien sind in Abbildung 10 dargestellt.

Wurde in den Korporektomiedefekt ein Metallplatzhalter eingefügt, ergab sich weder bei Ante- noch bei Retroflexion ein Stabilitätszugewinn. Der Metallstempel wies nur eine 1 cm x 1 cm große Grundfläche auf und wurde ohne Vorspannung hinterkantennah, also nahe des Drehpunktes positioniert, so daß der kraniale Wirbel, über den die Krafteinleitung erfolgte, eine Kippbewegung über den Stempel ausführen konnte. Bei Rechtsbeugung und von links eingebrachtem Implantat wird dieses auf Zug und der Platzhalter auf Druck belastet. In diesem Falle kam es erwartungsgemäß zu einer Zunahme an Stabilität gegenüber dem intakten Präparat. Keinen Effekt hat der Platzhalter bei Beugung nach links und bei Torsion. Zwischen den Zweistabimplantaten ergab sich kein signifikanter Unterschied; bei Anteflexion lag die Stabilität der VDS-instrumentierten Präparate auf gleichem Niveau. Bei Rechtsbeugung waren Kaneda und CDH signifikant stabiler während die Unterschiede zu den TSRH-Implantaten nicht signifikant waren. Bei Linksbeugung und Torsion waren die VDS-stabilisierten Präparate signifikant instabiler als bei den übrigen 3 Implantatsystemen (Abb. 11).

Zur Stabilitätsmessung der Lendenwirbelsäule nach Dissektion der Bandscheiben und Instrumen-

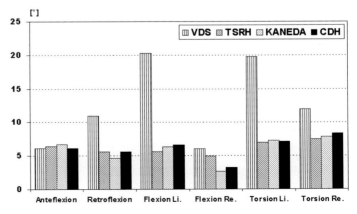

Abb. 11 Korporektomiemodell mit Platzhalter: Rotation des Meßpunktes für die mit dem VDS, TSRH (2-Stab), KANEDA- und CDH-Instrumentarium stabilisierten Präparate in Ante- und Retroflexion, rechts und links Flexion sowie rechts und links Torsion. Angegeben ist der Median der Meßergebnisse der 6 Präparate pro Instrumentarium.

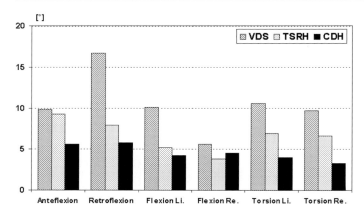

Abb. 12 Defektmodell der Lendenwirbelsäule nach Dissektion der Bandscheiben und Instrumentation über 4 Etagen: Rotation des Meßpunktes für die mit dem VDS, TSRH (1-Stab) und CDH-Instrumentarium stabilisierten Präparate in Ante- und Retroflexion, rechts und links Flexion sowie rechts und links Torsion. Angegeben ist der Median der Meßergebnisse der 6 Präparate pro Instrumentarium.

tation über 4 Wirbelkörper wurde das VDS-Implantat, das TSRH-System mit einem Stab und das CDH-System als Doppelstabsystem verwendet. Die VDS-instrumentierten Wirbelsäulenabschnitte wiesen lediglich bei Anteflexion und Rechtsbeugung eine gegenüber den intakten Präparaten verminderte Rotations- und Translationsbewegung des Meßpunktes auf. In den übrigen Bewegungsrichtungen waren die instrumentierten Präparate flexibler als die intakten. Das TSRH-Implantat bewirkte in Anteflexion sowie Rechts- und Linksbeugung eine Erhöhung der Stabilität, während bei Retroflexion und Torsion eine verminderte Stabilität im Vergleich zur nichtbeschädigten Wirbelsäule registriert wurde. Die Stabilität des CDH-instrumentierten Präparates lag bei Retroflexion auf dem Niveau der intakten Präparate, bei allen anderen Bewegungsrichtungen zeigte sich ein Zugewinn an Stabilität. Der Vergleich der Absolutwerte der Rotation des Meßpunktes ist in Abbildung 12 dargestellt.

Die Verbindung der instrumentierten Wirbelkörper untereinander erfolgt beim VDS-System mit einem flexiblen Stab, der Zugkräfte wirkungsvoll neutralisiert, jedoch Biege- und Rotationskräften nur geringen Widerstand entgegensetzt. Demgemäß ergab sich in den vorliegenden Untersuchungen lediglich eine suffiziente Fixierung in Rechtsbeugung der links instrumentierten Wirbelsäule sowie in Anteflexion bei langstreckiger Instrumentation. Die einwirkenden Dreh- und Biegekräfte führen zu einer deutlichen Verformung des elastischen Gewindestabes, so daß die Kräfte an der Grenzfläche Knochen/Schraube gering sind und somit in keinem Fall eine Schraubenlockerung nach Ende der Testreihe beobachtet wurde.

Das TSRH-Implantat wurde als Zweistab- (Korporektomie) und Einstabsystem (langstreckige Instrumentation) eingesetzt. Im Gegensatz zum VDS-Stab ist der TSRH-Stab jedoch wesentlich steifer, so daß auch Biege- und Drehkräfte wirkungsvoll neutralisiert werden können. Der instrumentierte Wirbelsäulenabschnitt ist stabiler als nach VDS-Instrumentation. Das eingeleitete Drehmoment wird durch den Längsstab in vollem Umfang über die Schrauben auf die Wirbelkörper übertragen, in allen Fällen der langstreckigen Instrumentation wurde eine Lockerung der caudalen, in L5 verankerten Schraube beobachtet.

Das KANEDA-Implantat wurde nur zur kurzstreckigen Fusion im Rahmen des Korporektomiemodells eingesetzt. Durch die mit scharfkantigen Spikes versehenen Wirbelkörperplatten kommt es zu einer optimalen Implantatverankerung am Wirbelkörper. In keinem Fall kam es zu einer augenfälligen Implantatlockerung.

Mit dem CDH-System ist es möglich, die Wirbelsäule auch mehrsegmental mit zwei Stäben und zwei Schrauben pro Wirbelkörper zu instrumentieren. In Verbindung mit dem segmentalen Querzugprinzip des Implantates führt dies zu einer Erhöhung der Stabilität, die sich besonders in verminderten Torsionsbewegungen äußert.

Auffällig ist die Tatsache, daß der Platzhalter nach Korporektomie bei von links implantiertem Instrumentarium nur bei Anteflexion und Beugung nach rechts zu einer vermehrten Stabilität führt. Ein Platzhalter kann jedoch nur dann eine erhöhte Stabilität einer Instrumentation bewirken, wenn er unter Kompression steht (Perren 1974, Abumi 1988, Abumi u. Mitarb. 1989, Krödel u. Mitarb. 1994). In der vorliegenden Untersuchung wurde auf die Kompression verzichtet, da eine exakte Standardisierung der dabei auftretenden Kräfte nur schwer möglich ist. Zur Vergleichbarkeit wurde die Höhe des Platzhalters auf die Höhe des entnommenen Wirbelkörpers abgestimmt.

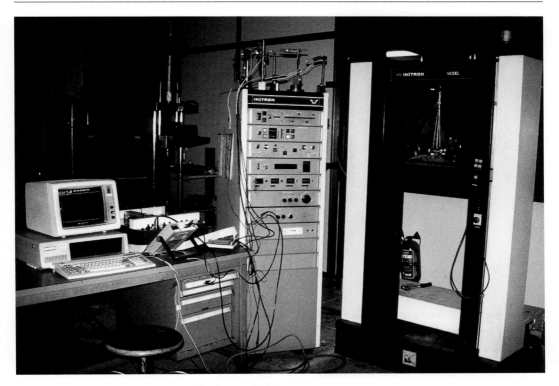

Abb. 13 Materialprüfmaschine vom Typ Instron 8501.

2.3 Messung zur axialen Auszugsfestigkeit

2.3.1 Versuchsaufbau

Die Auszugsfestigkeit, d. h. die Kraft, die zum Ausriß des regelrecht verankerten Instrumentariums aus der Knochensubstanz des Wirbelkörpers führt, kann recht einfach mit Hilfe einer Universalmaterialprüfmaschiene ermittelt werden. Im vorliegenden Beispiel wurde eine Materialprüfmaschine vom Typ Modell Instron 8501 verwandt (Abb. 13).

Die Richtung der Auszugskraft lag dabei in der Frontalebene und war senkrecht zur Wirbelsäulenlängsachse orientiert. Zum Vergleich der vier unterschiedlichen Implantatsysteme (VDS, TSRH, KANEDA, CDH) wurde bei acht Leichenwirbelsäulen der thorakolumbale Übergang von Th11 bis L2 präpariert. An jeder der acht Wirbelsäulen wurden die vier verschiedenen Implantate in wechselnder Reihenfolge an den vier einzelnen Wirbelkörpern getestet.

Der mit dem Implantat versehene Wirbelkörper wurde mit Hilfe von Stahlklammern auf einer Metallplatte unverschieblich fixiert, eine Beschädigung knöcherner Strukturen wurde sorgfältig vermieden. Die Verankerungsplatte wurde anschließend mitsamt dem Wirbelkörper auf der Materialprüfmaschine montiert. Die Krafteinleitung erfolgte über ein Stahlseil (Abb. 14).

Über die Stahlseile wurde eine kontinuierliche Zugkraft auf das Implantat ausgeübt. Die Auszugsgeschwindigkeit betrug 2 mm/Min bis zum Ausriß des Implantates aus dem Wirbelkörper. Registriert wurde die größte Kraft, die im Verlauf der Dislokation des Implantates bis zum vollendeten Ausriß beobachtet wurde. Verglichen wurde die so definierte Auszugskraft der einzelnen Implantate am jeweiligen Wirbelsäulenpräparat. Da die einzelnen Präparate unterschiedliche Knochendichten aufwiesen, wurden die Ergebnisse auch in Abhängigkeit von diesem Parameter untereinander verglichen.

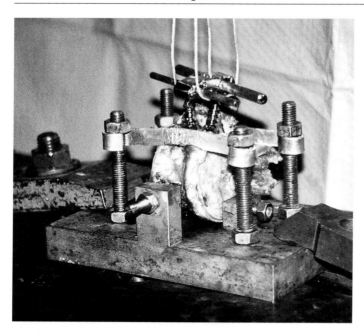

Abb. 14 Ausriß des CDH-Implantates aus dem fixierten Wirbelkörper.

2.3.2 Ergebnisse

Die Auszugsfestigkeit war bei dem CDH- und dem TSRH-Implantat signifikant höher als bei KANEDA und VDS, wobei das Kaneda-Implantat wiederum eine gegenüber dem VDS-System signifikant höhere Auszugsfestigkeit aufweist. Der Median der axialen Auszugskraft beträgt für die VDS-Schraube 86 N, für KANEDA 218,5 N, für TSRH 312,5 N und für CDH 391,5 N (Abb. 15). Erwartungsgemäß lag die Auszugsfestigkeit der mit zwei Schrauben im Wirbelkörper verankerten Implantate höher als bei dem mit einer Schraube verankerten VDS-System. Bei dem CDH-Instrumentarium sind die Schrauben winkelstabil mit dem Implantatblock verbunden und laufen in keiner Raumebene parallel zueinander. Bei den Auszugsversuchen kam es zu einer einseitigen Zerstörung des Wirbelkörpers, wobei teilweise das zwischen den Schrauben gelegene Knochenfragment mit der

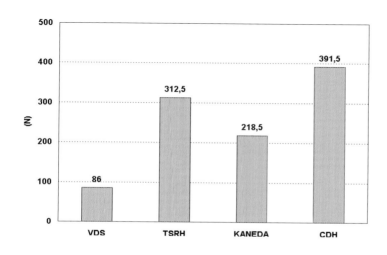

Abb. 15 Median der Auszugskraft (N) der verschiedenen Implantate bei jeweils 8 Wirbelkörpern.

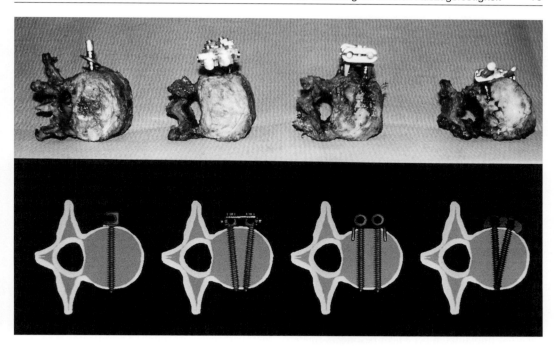

Abb. 16 Wirbelkörper mit Implantat nach Auszugsversuch (obere Reihe) und Schema des Schraubenverlaufes im Wirbelkörper (untere Reihe). Implantate von links nach rechts: VDS, TSRH, KANEDA, CDH.

Kortikalis aus dem Wirbelkörper gerissen wurde. Eine hohe Auszugsfestigkeit wies auch das TSRH-Implantat auf. Hier werden mit einem Durchmesser von 6,5 mm die dicksten Schrauben verwendet. Die Richtung der beiden Schrauben ist nicht vorgegeben, sie sind deshalb in der Regel nicht exakt parallel zueinander orientiert. Entsprechend kommt es auch hier bei Ausrißversuchen zu einer mehr oder weniger ausgedehnten Destruktion des Wirbelkörpers, ohne daß jedoch ganze Knochenteile herausgerissen werden. Beim KANEDA-Implantat in der hier verwendeten Version ist eine rechtwinklige Verbindung zum Gewindestab vorgegeben, so daß die Schrauben zumindest in einer gemeinsamen Raumebene liegen. In diesem Falle kommt es, wie auch bei der VDS-Schraube, zu einer punktuellen Zerstörung der Kortikalis (Abb. 16).

Das CDH-System weist zwar eine hohe Auszugsfestigeit auf, die jedoch gleichzeitig in hohem Maße von der Knochendichte abhängt. Bei dem TSRH-Implantat besteht demgegenüber nur eine geringe Abhängigkeit der Auszugsfestigkeit von der Knochendichte. Hier ist ein Zusammenhang mit der Schraubendicke, die bei TSRH 6,5 mm und bei CDH 5,5 mm beträgt, anzunehmen. Die Aus-

reißkraft für eine Schraube aus dem Wirbelkörper steigt mit dem Außendurchmesser, wobei dieser Faktor bei zunehmender Osteoporose an Bedeutung gewinnt (Teschner u. Mitarb. 1983). Die axialen Auszugskräfte der dorsal transpedikulär verankerten Schrauben werden je nach Durchmesser und Gewindesteigung mit 345–2126 N angegeben (Wörsdörfer 1981, Stürz 1983, Rodegerdts u. Mitarb. 1985, Roy-Camille u. Mitarb. 1986, Zindrick u. Mitarb. 1986, Sell u. Mitarb. 1988, Coe u. Mitarb. 1990, Skinner u. Mitarb. 1990, v. Strempel u. Mitarb. 1994b) und übertreffen damit bei korrekter Plazierung die ventralen Implantate. Es besteht ebenfalls ein deutlicher Zusammenhang zur Knochendichte, bei zunehmender Osteoporose sinkt die axiale Auszugsfestigkeit (v. Strempel u. Mitarb. 1994c).

2.4 Synopsis biomechanischer Testergebnisse

Im Rahmen der Methodenkritik ist stets die Frage nach der klinischen Relevanz der unter Laborbedingungen ermittelten biomechanischen Testergebnisse zu stellen. Dies gilt sowohl für die Messung der dreidimensionalen Stabilität als auch für die Ermittlung der axialen Auszugsfestigkeit der Implantate. Ashman u. Mitarb. (1989) stellen drei Forderungen an ein Implantat: 1. Übertragung von Repositionskräften, 2. Halten des Repositionsergebnisses bis zum knöchernen Durchbau der Spondylodese sowie 3. Begünstigung des knöchernen Durchbaus. Besonders der 3. Punkt, das Begünstigen des knöchernen Durchbaus und damit das Verhindern einer Pseudarthrose, ist mit den bisherigen Methoden in vitro nicht zweifelsfrei zu ermitteln. Gurr u. Mitarb. (1989) wiesen zwar im Kaninchenmodell nach, daß die Fusionsrate mit der Erhöhung der Implantatsteifigkeit zunimmt. Das verwendete Modell ist jedoch nur eingeschränkt auf die Besonderheiten der Wirbelsäulenbelastung beim aufrechten Gang zu übertragen. Bekannt ist, das es auch bei sehr rigiden Implantaten zu Implantatlockerungen, Brüchen und Pseudarthrosen kommen kann (Eysel u. Mitarb. 1991, Goel u. Mitarb. 1991, Krag 1991). V. Strempel u. Mitarb. (1994a) konnten experimentell zeigen, daß eine Überlastung von transpedikulär verankerten Implantaten bei einem besonders rigiden System (Fixateur interne nach Dick) zu einer Lockerung und Zerstörung des Implantatlagers führt, während flexiblere Implantate wie das Universal-Spine-Instrumentation-System mit 4 mm Längsstab (USIS) oder das Segmental-Spinal-Correction-System (SSCS) einen Teil der Kraft selbst aufnehmen und dementsprechend die Rate der Lockerung geringer ist. Hohe Implantatsteifigkeit führt zur ungedämpften Übertragung der Belastung auf das knöcherne Implantatlager, damit kann eine frühzeitige Lockerung begünstigt werden (Magerl u. Mitarb 1992). V. Strempel u. Mitarb. (1994a) vermuten, daß eine gewisse Implantatflexibilität zur Kraftübertragung auf den Spondylodesenbereich notwendig ist, um Ermüdungsbrüche des Instrumentariums zu verhindern und um einen knöchernen Durchbau zu begünstigen. Die knöcherne Spondylodese ist jedoch ein dynamischer und kein statischer Prozeß. Die Zeit bis zum Abschluß des knöchernen Durchbaus hängt u. a. von der Größe und der Qualität des eingebrachten Knochenmaterials ab. Die Zeit bis zum Durchbau eines autologen kortikospongiösen Knochenspans, der einen Zwischenwirbelraum überbrückt, wird mit 3–8 Monaten angenommen (Ashman u. Mitarb. 1988, 1993, Kaneda 1991, Turi u. Mitarb. 1993). Während dieses Zeitraums wandelt sich die biomechanische Funktion des Implantats. Die höchste Last übernimmt das Implantat am Beginn und die geringste am Ende des Einhei-

lungsprozesses (Munson u. Mitarb. 1984, McAfee u. Mitarb. 1985). Nach abgeschlossener knöcherner Fusion wird das Implantat nur noch minimal belastet (Stauffer u. Neil 1975, Schläpfer u. Mitarb. 1982, Panjabi 1991). Während der Einheilungsphase ist eine hohe Implantatstabilität wünschenswert. Die Translationsbewegung zwischen den Knochenfragmenten behindert den knöchernen Durchbau und begünstigt das Auftreten einer Pseudarthrose (Panjabi 1991, Perren 1991, Magerl u. Mitarb. 1992, Krödel u. Mitarb. 1994). Entsprechend konnte im Tierversuch nachgewiesen werden, daß die Fusion durch eine Implantatstabilisierung begünstigt wird (Johnston u. Mitarb 1989, McAfee u. Mitarb. 1991). Eine hohe Primärstabilität wird auch dann erforderlich, wenn mit Hilfe des Implantats eine Korrektur, z. B. bei einer Skoliose, durchgeführt werden soll, oder der Patient ohne Mieder sofort mobilisiert wird (v. Strempel u. Mitarb. 1994b). Eine möglichst dauerhafte Implantatstabilität ist dort erforderlich, wo keine knöcherne Fusion zu erwarten ist. Es handelt sich in erster Linie um Tumorexstirpationen mit Defektüberbrückung durch Fremdmaterialien wie Knochenzement oder Metallplatzhalter. Eine tierexperimentelle Untersuchung an Hunden nach Korporektomie und Wirbelkörperersatz mit Knochenzement (Polymethylmetacrylat) oder Knochenspan konnte zeigen, daß anfänglich die Zementüberbrückung stabiler ist. Die Stabilität der mit einem Knochenspan überbrückten Segmente nahm im Verlauf der Zeit zu und lag nach 6 Wochen auf dem Niveau der Kontrollgruppe nach Zementimplantation. Im weiteren Verlauf kam es zu einer zunehmenden Lockerung der Zementplatzhalter (Wang u. Mitarb. 1984).

Es sind bereits eine Reihe biomechanischer in vitro-Untersuchungen unterschiedlicher ventraler Wirbelsäulenimplantate publiziert worden. Die Vergleichbarkeit der Ergebnisse ist jedoch nur eingeschränkt möglich. Es werden unterschiedliche Wirbelsäulenabschnitte verschiedener Herkunft (Tier/Mensch) verwendet; die gesetzte Läsion, der Versuchsaufbau und die applizierten Kräfte sind nicht einheitlich. Teilweise werden am selben Präparat mehrere unterschiedliche Implantate getestet obwohl eine Vorinstrumentation nicht vernachlässigbare biomechanische Veränderungen hinterläßt.

Die vorliegenden biomechanischen Studien der ventralen Wirbelsäulenimplantate beziehen sich vorwiegend auf eine zweisegmentale Stabilisierung nach Korporektomie. Die im folgenden zitierten Autoren zeigen in der Mehrzahl, daß eine alleinige ventrale Instrumentation je nach Implantatsystem in der Stabilität konventionellen dorsalen Instrumentationen ebenbürtig oder überlegen sein kann.

Ashman u. Mitarb. (1988) berichten nach einem Vergleich mehrerer ventraler Systeme (Slot-Zielke-Instrumentarium, ASIF-DC- und T-Platte, Harrington-Kostuik-Instrumentarium), daß biomechanisch eine alleinige ventrale Stabilisierung der Wirbelsäule nach Korporektomie und Spanimplantation möglich ist. In einem Modell mit Leichenwirbelsäulen und Korporektomie L1 wird ein Drehmoment von 3,4 Nm eingeleitet. Die DC-Platte wird mit je zwei Schrauben in den Wirbelkörpern verankert, durch eine exzentrische Bohrung kann ein eingebrachter Knochenspan komprimiert werden. Im Falle des Slot-Zielke-Instrumentariums wird ein Stab, bei dem Harrington-Kostuik Implantat werden zwei Stäbe, jedoch ohne Querzug, verwendet. Als stabilste Konstruktion erweist sich die DC-Platte.

Bone u. Mitarb. (1988) vergleichen ebenfalls das Slot-Zielke- und das Harrington-Kostuik-Instrumentarium mit drei verschiedenen Spezialplatten in einem Korporektomiemodell L1 an menschlichen Wirbelsäulenpräparaten. Bei einem Drehmoment von maximal 3,4 Nm erweist sich die Plattenstabilisierung mit Verankerung von je zwei Schrauben pro Wirbel als stabilste Verbindung.

Ein weiterer Vergleich der biomechanischen Steifigkeit in einem Kalbswirbelsäulenmodell nach Korporektomie des dritten Lendenwirbels ergab, daß das bisegmental applizierte KANEDA-System sowie die dorsal über 5 Segmente transpedikulär verankerten CD- und STEFFEE-Instrumentarien geeignet waren, die Stabilität der intakten Wirbelsäule wiederherzustellen (Gurr u. Mitarb. 1988). Bei einem Drehmoment von 7,5 Nm zeigte sich weder hinsichtlich der Translations- noch der Rotationsbewegungen ein signifikanter Unterschied zwischen den Implantaten.

Ein Korporektomiemodell an menschlichen Wirbelsäulen zeigte hingegen, daß der transpedikulär verankerte Fixateur externe dem KANEDA-Instrumentarium im Hinblick auf die Rotationssteifigkeit bei Belastung mit einem Drehmoment von 12 Nm überlegen war (Abumi u. Mitarb. 1989).

Shono u. Mitarb. (1994) verglichen ebenfalls die Stabilität des KANEDA-Implantates mit einem transpedikuär verankerten Instrumentarium, dem AO Fixateur interne. Appliziert wurde bei Rotation ein Drehmoment von nur 5 Nm mit einer axialen Vorlast von 100 N. Experimentell wurde eine Fraktur des 1. Lendenwirbelkörpers erzeugt. Die Leichenpräparate wurden dann von dorsal stabilisiert und getestet, anschließend erfolgte die Korporektomie L1 und die Implantation eines Platzhalters unter Vorspannung sowie die erneute Vermessung. Bei dieser Versuchsanordnung war die ventrale Stabilisierung der dorsalen Methode in allen Bereichen überlegen, die Torsionssteifigkeit des KANEDA-Implantates übertraf den Fixateur interne um das Doppelte.

Zdeblick u. Mitarb. (1993) verglichen bei 6 Kalbswirbelsäulen nach Entfernung des dritten Lendenwirbelkörpers und Knochenspanüberbrückung die CASP-Platte, das Kaneda-, das Kostuik-Harrington- und das TSRH-System. Das Kaneda- und das TSRH -Instrumentarium erzielten global die höchste Stabilität. Aufgrund der biomechanischen Ergebnisse wird die alleinige ventrale Stabilisierung der Wirbelsäule nach Berstungsfrakturen empfohlen.

Ein biomechanischer Vergleich bei Stabilisierung über fünf Segmente nach Simulation einer Skoliose an Kalbswirbelsäulen zwischen dem VDS-Instrumentarium, dem dorsalen CD-Instrumentarium sowie dem zur kurzstreckigen Stabilisierung entwickelten Kaneda-System zeigte eine deutliche Überlegenheit des Kaneda-Instrumentariums. Das VDS-Instrumentarium erreichte bei den Rotationsversuchen nicht die Steifigkeit der intakten Wirbelsäule, auch war es in Ante- und Retroflexion das flexibelste System. Selbst gegenüber dem dorsal sublaminar und transpedikulär verankerten CD-Instrumentarium zeigte sich das ventrale Zweistabsystem bei Rotationsbelastung überlegen (Shono u. Mitarb. 1991).

Biomechanische Testergebnisse, wie sie auch in diesem Buch vorgelegt werden, können dem Prozeß einer Spondylodese in vivo nur teilweise gerecht werden. Sie stellen die statische Momentaufnahme eines dynamischen Geschehens dar und sind allenfalls dazu geeignet, einen Teilaspekt in der Gesamtheit der Eigenschaften eines bestimmten Implantates zu beleuchten. Letztendlich sind deshalb die Ergebnisse der klinischen Nachuntersuchungen einer Operationsmethode unverzichtbar.

3 Anatomisch-morphologische Grundlagen

Ein Problem aller ventralen Operations- und insbesondere Instrumentationsverfahren sind deren, im Vergleich zum dorsalen Vorgehen, höhere operationstechnische Anforderungen. Die Wirbelsäule muß von einem vorderen Zugang aus freigelegt werden; die Verletzung lebenswichtiger Gefäße und Organe ist möglich. Bei bestimmten Risikogruppen, z. B. bei polytraumatisierten Patienten oder Patienten in reduziertem Allgemeinzustand, ist das unvermeidbare Operationstrauma eines ventralen Eingriffes häufig zu hoch. Zudem sind der Ausdehnung eines ventralen Implantates durch die variable Größe der Wirbelkörper einerseits und durch die Nähe benachbarter Organe andererseits enge Grenzen gesetzt. Im Rahmen des folgenden Kapitels werden die Wahl des chirurgischen Zuganges, die Komplikationsmöglichkeiten ventraler Instrumentationen sowie die Anforderungen an die Implantatgröße anhand einer anantomisch-morphologischen Untersuchung erläutert. Zudem wird die Bedeutung der Knochendichte für die Instrumentation erörtert und im Rahmen einer experimentellen Untersuchung das günstigste praeoperative in vivo Meßverfahren dargestellt.

3.1 Der ventrale Zugang zur Instrumentation der Rumpfwirbelsäule

Die ventrale Implantatverankerung an der Hals- und oberen Brustwirbelsäule bis Th2 erfolgt an der Vorderfläche der Wirbelkörper in der Mittellinie. Die Implantation an der Brustwirbelsäule distal Th2 sowie an der Lendenwirbelsäule wird von lateral bzw. antero-lateral vorgenommen. Entsprechend erfolgt die operative Darstellung der zu instrumentierenden Wirbelsäulenregion von der Seite transthorakal, retroperitoneal oder kombiniert. Eine Ausnahme bildet die ventrale, transperitoneale Fusion L5 / S1 mit Knochenspänen oder die instrumentale Reposition mit transkorporaler Verschraubung bei Spondylolisthese in der Technik nach LOUIS (1983). Bei diesen Verfahren erfolgt die Exposition transperitoneal über die Mittellinie zur Ventralseite der Wirbelkörper.

Bei den hier darzustellenden ventralen Fusionsverfahren der Rumpfwirbelsäule empfiehlt es sich, die Patienten in Seitenlage auf einem abknickbaren Operationstisch zu lagern. Der Knick des Tisches sollte dabei auf der Höhe des Mittelpunktes des zu fusionierenden Wirbelsäulenabschnittes liegen. Ein Aufknicken um ca. 20–40 Winkelgrad erleichtert

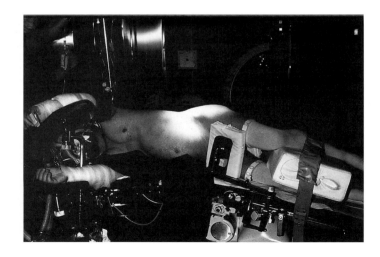

Abb. 17 Lagerung des Patienten in Seitenlage auf dem beweglichen Operationstisch. Das Bein auf der Zugangsseite ist im Hüftgelenk gebeugt, der Tisch ist im Scheitelpunkt der Instrumentation, im vorliegenden Beispiel der thorakolumbale Übergang, abgeknickt.

die Darstellung und Übersicht. Zur Fusion ist die Seitverbiegung der Wirbelsäule jedoch unbedingt zu berücksichtigen, ebenso sollte vor Wundverschluß der Tisch wieder gerade gestellt werden. Der Operationstisch muß zumindestens in dem zur Spondylodese vorgesehnen Abschnitt strahlentransparent sein um intraoperativ eine Röntgenkontrolle mit dem Bildwandler seitlich vornehmen zu können. Ebenso müssen die seitlichen Stützen so montiert sein, das jederzeit eine ap Röntgenkontrolle durchführbar ist. Bei geplanter Instrumentation der unteren Lendenwirbelsäule sollte das Bein auf der Zugangsseite im Hüftgelenk gebeugt werden um den ipsilateralen Musculus psoas soweit als möglich zu entspannen (Abb. 17).

Der Zugang zur Rumpfwirbelsäule ist prinzipiell von rechts und links möglich. Aufgrund anatomischer oder implanatattechnischer Besonderheiten ergeben sich jedoch bestimmte Bevorzugungen.

Bei der Operation einer Skoliose erfolgt der Zugang bei allen ventralen Instrumentationen zur Konvexseite der Krümmung. Bei kurzstreckigen Seitabweichungen im frontalen Profil im Rahmen einer degenerativen oder traumatischen Instabilität wird in der Regel die Konkavseite der Krümmung instrumentiert, da die Reposition dann über eine einfache Distraktion erfolgen kann. Wachsen Tumoren bevorzugt auf einer Seite, wird der Zugang entsprechend auf dieser Seite gewählt. Ist ein Patient bereits ventral voroperiert, finden sich in der Regel Verwachsungen zu den umgebenden Strukturen wodurch das Komplikationsrisiko durch den Zugang steigt (s. u.). In solchen Fällen ist der Zugang von der noch nicht voroperierten Seite empfehlenswert.

Bei den restlichen, nicht seitenbetonten Wirbelsäulenerkrankungen, wird die Zugangsseite nach der anatomischen Höhe des betroffenen Segments bestimmt. Aufgrund der rechtsständigen, dünn-

wandigen und leicht verletzlichen V. cava inferior empfiehlt sich der Zugang vom achten Brust- bis zum fünften Lendenwirbel von der linken Seite. Zudem wird rechts der Zugang durch die Lage der Leber erschwert. Die obere Brustwirbelsäule wird aufgrund des zur linken Seite ziehenden Aortenbogens von rechts instrumentiert.

Bei dem transthorakalen Zugang zur Brustwirbelsäule bis Th11 sollte über diejenige Rippe eingegangen werden, die oberhalb des am weitesten cranial liegenden Wirbels liegt, der vom Instrumentarium erfaßt werden soll. In der Regel wird bei einer geplanten Instrumentation diejenige Rippe über die eingegeangen wird, reseziert. Dadurch ergiebt sich zur Implantation genügend Platz und es steht autologer Knochen zur Spondylodese zur Verfügung. Lediglich bei Kindern, wenn eine mono- oder bisegmentale Fusion geplant ist und kein autologer Knochen benötigt wird, kann eine intercostale Thorakotomie ohne Rippenresektion erwogen werden.

In der Regel wird die Rippe entfernt und die Pleura inzidiert. Die parietale Pleura wird über allen Wirbelkörpern, die das Instrumentarium aufnehmen sollen, abgeschoben. Die Segmentalgefäße der in die Spondylodese einbezogenen Wirbel werden unterbunden. Dies geschieht auch bei den im weiteren beschriebenen Zugängen zur Rumpfwirbelsäule. Bei großen Implantaten, dies trifft zum Beispiel auf alle Zweistabsysteme zu, wird das Kostotransversalgelenk teilweise reseziert (Abb. 18). Dies erlaubt, das Implantat exakt seitlich an den Wirbelkörper zu fixieren. Um sich über den Verlauf des Spinalkanales zu orientieren, wird dieser mit einem Dissektor oder Nervenhäckchen palpiert. Die spätere Bohr- und Schraubenrichtung muß dies berücksichtigen. Dieses Vorgehen ist besonders bei rotierten Wirbelkörpern im Scheitel einer Skoliose von Bedeutung. Ohne die zweifelsfreie Orientie-

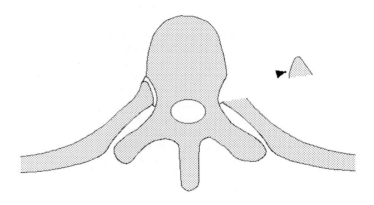

Abb. 18 Schematische Darstellung eines Brustwirbels mit reseziertem Kostotransversalgelenk.

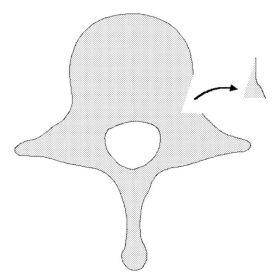

Abb. 19 Schematische Darstellung eines Lendenwirbels mit teilweise reseziertem Pedikel.

rung über die Form und Lage des Wirbelkörpers sollte nie instrumentiert werden, da andernfalls das Risiko der Schraubenplazierung in den Spinalkanal mit Rückenmarksverletzung besteht.

Die Wirbelsäule unterhalb Th9 mit dem thorakolumbalen Übergang wird über den transpleural-retroperitonealen Zugang nach Hodgson (Hodgson u. Stock 1956, Hodgson u. Mitarb. 1960) bzw. Riseborough (1973) dargestellt. Nach Entfernen der 9. oder 10. Rippe wird das Peritoneum von der Unterseite des Zwerchfells abgeschoben. Anschließend wird das Zwerchfell am Ansatz der 11. Rippe abgelöst, so daß die Wirbelsäule freigelegt werden kann. Der retroperitoneal-extrapleurale Zugang nach Mirbaha (1973) zum thorakolumbalen Übergang eignet sich nur zur kurzstreckigen Exposition über ein- oder zwei Segmente. Zur Instrumentation ist dieser Zugang in der Regel nicht ausreichend. Die Darstellung der Lendenwirbelsäule bis L5 erfolgt retroperitoneal. Bei voluminösen Implantaten ist es manchmal erforderlich einen Teil des Pedikels zu resezieren, um das Instrumentarium weit genug dorsal plazieren zu können (Abb. 19). Auch hier muß der Verlauf des Spinalkanales zweifelsfrei dargestellt werden, um eine Perforation mit der Schraube oder dem Bohrer auszuschließen. Der Musculus psoas sollte nicht lateral des Pedikelursprunges disseziert sondern nur mobilisiert werden da andernfalls die Gefahr der direkten Laesion der Nervenwurzeln besteht (s. u.).

3.2 Zugangs- und implantatbedingte Komplikationen und ihre Vermeidung

Die größte bisher veröffentlichte Untersuchung über Komplikationen der ventralen Rumpfwirbelsäulenfusionen stammt von Faciszewski u. Mitarb. (1995). Bei 1223 Operationen ergab sich eine zugangsbedingte Komplikationsrate von 11,5%. Todesfälle traten in 0,3%, Paraplegie in 0,2% und tiefe Infektionen in 0,6% auf. Das Komplikationsrisiko steigt bei Patienten mit einem Alter über 60 Jahren, bei Frauen und bei multiplen Vorerkrankungen signifikant an. Spivak u. Mitarb. (1994) beobachteten bei 91 dorsoventralen Fusionen einen signifikanten Anstieg der Komplikationsrate bei der Thorakolumbophrenikotomie sowie bei zweizeitigen- im Vergleich zu einzeitigen Operationen. Ebenso steigt das Risiko bei bereits voroperierten Patienten im Vergleich zu einem Ersteingriff.

Bei den publizierten Komplikationen handelt es sich in der Regel um Einzelfalldarstellungen bei unterschiedlichen operativen Verfahren. Aus diesem Grunde können exakte, verfahrensbezogene Komplikationsraten nicht angegeben werden. Im folgenden werden die einzelnen Komplikationsmöglichkeiten aufgezeigt und Strategien zu deren Vermeidung dargestellt.

Die größte Gefahr der ventralen Instrumentation besteht in der sekundären Gefäßarrosion bedingt durch einen Kontakt des Implantates zu großen Arterien oder Venen. Ein Beispiel hierfür stellt das 1980 vorgestellte ventrale Wirbelsäuleninstrumentarium nach Dunn dar (Dunn u. Mitarb. 1980, 1981, Dunn 1984, 1986). Dieses Zweistabsystem zeichnete sich durch eine ausgezeichnete biomechanische Primärstabilität aus, mußte jedoch wegen mehrfach aufgetretener sekundärer Arrosionen der Aorta und der Iliacalgefäße mit zum Teil tödlichem Ausgang (Brown u. Mitarb. 1986, Dunn 1986, Jendrisak 1986, Woolsey 1986) vom Markt genommen werden. Auch die Mobilisierung der Gefäße und die plastische Deckung des Implantates, etwa durch Teflonpolster, kann das Risiko einer sekundären Gefäßruptur nicht verhindern (Dunn 1984). An weiteren Gefäßkomplikationen sind Aneurysmata (Cotler u. Star 1990), arterio-venöse Fisteln (Schuler u. Mitarb. 1983) sowie Thrombosen (Allen u. Bridwell 1991) beschrieben. Durch die Mobilisation insbesondere der leicht verletzlichen venösen Gefäße ist eine Verletzung der Venen selbst oder der Abriß zuführender Äste mit schwer kontrollierbaren Blutungen möglich

(Watkins 1983, Bauer u. Mitarb. 1991, Colton u. Hall 1991). Diese Gefahr besteht insbesondere bei einer Spondylodiszitis wenn die Gefäße mit in einen entzündlichen Konglomertattumor einbezogen sind. Aber auch maligne Wirbelsäulentumoren können direkt in die umgebenden Gefäße einwachsen und damit das Blutungsrisiko erhöhen. Beschrieben sind auch Verletzungen der Milz (Hodge u. Dewald 1983). Aus den genannten Gründen ist ein Kontakt des Implantates zu großen Gefäßen unter allen Umständen zu vermeiden. Bereits praeoperativ kann der Gefäßverlauf bzw. die Lage der Aorta, V.cava oder Iliacalgefäße an vorhandenen Schnittbildverfahren (CT, MRT) identifiziert werden. Aufgrund individueller anatomischer Gegebenheiten kann dann die Wahl des Implantates oder die Zugangsseite modifiziert werden (s. auch Kap. 3.3.2).

Die häufigste neurologische Komplikation stellt bei dem ventralen Zugang zur Brustwirbelsäule mit bis zu 10% der Fälle das Postthorakotomiesyndrom dar. Es wird durch narbige Irritationen eines Intercostalnerven verursacht.

Im Bereich der Lendenwirbelsäule stellt die häufigste neurologische Komplikation eine Laesion des Plexus lumbalis dar. Bei dem Zugang zur unteren Lendenwirbelsäule muß zur Darstellung der Seitfläche der Wirbelkörper der Musculus psoas mobilisiert, und durch Retraktoren zur Seite gehalten werden. Hierbei wird der Plexus lumbalis, insbesondere die Nervenwurzeln L3 und L4, gedehnt. Postoperativ kommt es in solchen Fällen zu einer meist vorübergehenden Parese des Musculus quadrizeps femoris auf der Seite des Zuganges. Bei der Lagerung des Patienten empfiehlt es sich, das Bein auf der Zugangsseite im Hüftgelenk gebeugt zu fixieren. Hierdurch wird der Musculus psoas entspannt und die Dehnung des Plexus lumbalis wird vermindert. Der Plexus kann auch direkt verletzt werden. Er wird aus den lumbalen Wurzeln 2 bis 5 gebildet und verläuft in den hinteren Anteilen des Musculus psoas. Bei der Präparation ist eine Muskeldissektion lateral des Pedikelursprunges zu vermeiden, da sonst die Wurzeln geschädigt werden können.

Weitere neurologische Komplikationen sind Verletzungen einzelner Nervenwurzeln (Kaneda 1991) oder vegetativer Fasern des sympathischen Grenzstranges mit Hyperämie und Überwärmung eines Beines (Giehl u. Mitarb. 1989, Leong 1990), retrograder Ejakulation und Sterilität (Harmon 1964, Johnson u. McGuire 1981, Flynn u. Price 1984). Bei einer Exposition der oberen Brustwirbelsäule kranial Th3 kann es zu einer Laesion des Ganglion stellatum mit konsekutivem Horner Syndrom kommen. Faciszewski u. Mitarb. (1995) beobachteten diese irreversible Komplikation in 7% der Fälle. Empfohlen wird eine Identifikation des Ganglions und der Verzicht auf monopolare Elektrokoagulation.

An weiteren Komplikationen sind direkte Verletzungen des Ureters (Colton u. Hall 1991) oder postoperative narbige Strikturen bekannt (McMaster u. Silber 1975, Alibadi u. Mitarb. 1984). Zu empfehlen ist generell eine Identifikation und ggf. Mobilisation des Ureters wobei ein Kontakt zu dem Implantat zu vermeiden ist.

Eine retroperitoneale Fibrose kann durch Metallimplantate, Narbenbildungen und Hämatome verursacht werden (Silber u. McMaster 1977, Cleveland u. Mitarb. 1978, Chan u. Chow 1983). Eine sorgfältige Blutstillung und die Einlage einer retroperitonealen Drainage sind deshalb zu empfehlen.

Verletzungen des Darmes können retroperitoneale und paravertebrale Infektionen hervorrufen (Dwyer u. Mitarb. 1986).

Weitere zugangsbedingte postoperative Komplikationsmöglichkeiten stellen im Bereich der Brustwirbelsäule bronchopleurale Fisteln und der Chylothorax durch eine Verletzung des Ductus thoracicus dar (Nakai u. Zielke 1986). Hier kommt es zu rezidivierenden Pleuraergüssen, die jedoch in der Regel nach mehrfachen Punktionen oder intermittierendem Abklemmen bei noch einliegender Thoraxsaugdrainage sistieren. Eine chirurgische Revision ist nur in Ausnahmefällen erforderlich. Bei Verletzung der Lymphbahn unterhalb des Zwerchfelles ist ein Chyloperitoneum möglich.

Bei der Exposition des thorakolumbalen Überganges mittels der Thorakolumbophrenikotomie kann es zu einer Hernia abdominalis durch unvollständige Refixation des Zwerchfelles kommen. Hier empfiehlt es sich bei der Zwerchfellinzision einen etwa 2 cm breiten Streifen an der 11. Rippe stehen zu lassen. Damit kann auch bei einliegendem Instrumentarium das Zwerchfell sicher verschlossen werden.

Bei bereits ventral voroperierten Patienten steigt das Komplikationsrisiko im Vergleich zu einem Ersteingriff. Hier finden sich Verwachsungen mit dem Peritoneum, der Lunge, den Gefäßen und dem Ureter. Bei der Präparation sind diese Strukturen häufig schwierig zu identifizieren womit das Verletzungsrisiko steigt. Sprechen andere Gründe nicht dagegen, empfiehlt sich in solchen Fällen ein Zugang von der Gegenseite.

3.3 Anatomisch-morphologische Untersuchungen zur ventralen Instrumentation

Im Rahmen der anatomisch-morphologischen Studie wurde die Implantierbarkeit unterschiedlicher ventraler Instrumentarien an Leichenwirbelsäulen in Abhängigkeit von Form und Größe untersucht. Wie bei der biomechanischen Untersuchung wurden auch hier exemplarisch unterschiedliche Implantattypen verwandt: VDS als flexibles Einstabsystem, TSRH als rigides Ein- und Zweistabimplantat sowie die Zweistabkonstruktionen KANEDA und CDH. Die Untersuchung erfolgte am 5. Lendenwirbelkörper. Einerseits ist aufgrund der Nachbarschaft zu den Iliacalgefäßen die Implantation hier besonders problematisch; andererseits besteht im Bereich der unteren LWS häufig die Indikation zur Spondylodese. Damit stellt der 5. Lendenwirbel das „Nadelöhr" der ventralen Instrumentation dar und eignet sich besonders zur Feststellung der anatomischen Grenzen dieser Verfahren.

3.3.1 Die anatomischen Präparate

Durch die enge Nachbarschaftsbeziehung zu Gefäßen und Nerven sind der ventralen Wirbelsäuleninstrumentation Grenzen gesetzt. Ein dauerhafter Kontakt des Instrumentariums zu den großen Gefäßen muß aus den bereits dargestellten Gründen unbedingt vermieden werden. Die größte Gefahr stellt die primäre oder sekundäre Verletzung der Iliakalgefäße dar (Bauer u. Mitarb. 1991). Die Aufzweigung der Aorta abdominalis in die beiden Aa. iliacae communes liegt in der Regel auf der Höhe des unteren Drittels des 4. Lendenwirbelkörpers. Am häufigsten münden die Vv.iliacae communes in Höhe des mittleren Drittels des 5. Lendenwirbelkörpers in die V.cava (Adachi 1928, 1940, Louis 1983, Fasel 1988). Dementsprechend wird der 5. Lendenwirbelkörper von einem unterschiedlich großen Gefäßanteil der Arteria oder Vena iliaca bedeckt (Abb. 20); nur in dem gefäßfreien Anteil ist eine Implantatverankerung möglich.

Die Instrumentation höherer Abschnitte der Lenden- sowie der unteren Brustwirbelsäule ist unproblematischer, da in der Regel ein zur Implantation ausreichend großer seitlicher Wirbelkörperanteil weder durch Aorta noch durch V. cava bedeckt ist. Die Größe des Implantates ist in diesen Wirbelsäulenabschnitten im wesentlichen durch die Größe der Wirbelkörper limitiert.

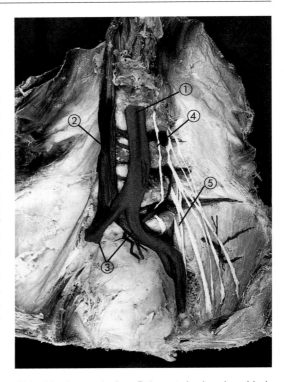

Abb. 20 Anatomisches Präparat der Lendenwirbelsäule mit umgebenden Strukturen. Unten ist das Becken und oben sind die Zwerchfellansätze dargestellt. Präpariert sind die Aorta (1), die Vena cava (2), die Iliacalgefäße (3), der sympathische Grenzstrang (4) sowie der Plexus lumbalis (5). Die Aorta teilt sich zwischen dem 4. und 5. Lendenwirbelkörper.

Im Gegensatz zu A. und V. iliaca communis können alle im Bereich des 4. und 5. Lendenwirbelpers aus Aorta, V. cava und den Iliacalgefäßen entspringenden bzw. in sie mündenden Gefäße bei Behinderung der Instrumentation unterbunden werden (Louis 1983, Colton und Hall 1991). Die lumbalen Nervenwurzeln und variabel verlaufenden (Webber 1961) Anastomosen des Plexus lumbalis sind in der Regel intraoperativ mobilisierbar und verlagerbar (Bauer u. Mitarb. 1991), deren Schädigung ist in erster Linie operationstechnisch bedingt (Kaneda 1991).

Die Möglichkeit der ventralen Instrumentation des 5. Lendenwirbelkörpers wird somit in erster Linie durch die Teilungshöhe von Aorta abdominalis und V. cava inferior bzw. den Verlauf der Iliacalgefäße bestimmt.

Die linke Seite wurde zur Implantation und morphologischen Untersuchung gewählt, da dies dem

Abb. 21 Darstellung der Lendenwirbelsäule mit Gefäßen und Nerven von links nach Entfernung der
Baucheingeweide und des M.
psoas major sinister.

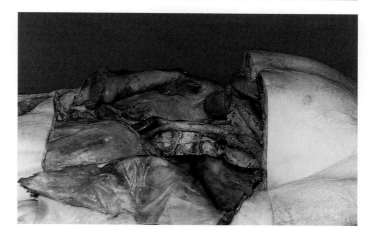

operativen Standardzugang zu den vorderen Abschnitten der Lenden- sowie mittleren und unteren
Brustwirbelsäule entspricht (Bauer u. Mitarb.
1991). Die linksständige Aorta ist gegenüber einer
intraoperativen mechanischen Beanspruchung
widerstandsfähiger als die dünnwandige rechtssei-
tige V. cava inferior (Adachi 1940, Fasel und Ludwig 1988).

Bei 47 Leichen wurde der untere Abschnitt der
Lendenwirbelsäule von ventral linksseitig dargestellt (Abb. 21). Das Alter der Verstorbenen lag
zwischen 47 und 95 Jahren mit einem Durchschnitt
von 80 Jahren. Es handelte sich um 23 Männer und
24 Frauen. Auschlußkriterien zur Untersuchung
stellten Tumoren oder Entzündungen im Bereich
der unteren Lendenwirbelsäule sowie Voroperationen in dieser Region dar. Gemessen wurde die anatomische Höhe der Aortenbifurkation und des
Confluens der Vv. iliacae communes, die durch die
Iliacalgefäße gebildeten Winkel sowie, mit Hilfe eines Rasters standardisiert, der Verlauf der linken
Arteria und Vena iliaca communis über die seitliche Fläche des fünften Lendenwirbelkörpers.

Die Höhe der Aortenbifurkation bzw. des Confluens der Iliacalvenen wurde in anatomische Beziehung zur unteren Lendenwirbelsäule gesetzt.
Jeder Wirbelkörper wurde in ein oberes, mittleres
und unteres Drittel aufgeteilt, wobei die Band-
scheibenhöhe etwa einem Wirbelkörperdrittel entspricht (Adachi 1928) (Abb. 22). Als Bezugslinien
zur Winkelmessung der Aortenbifurkation bzw.
des Confluens Vv. iliacae communes wurden die
Innenränder der Aa. und Vv. iliacae communes gewählt.

Die linke Arteria und Vena iliaca communis verlaufen nach ihrem Ursprung aus der Aorta abdominalis bzw. vor ihrer Einmündung in die Vena

cava inferior diagonal (von cranial anterior nach
caudal posterior) über die linke Seitfläche des 5.
Lendenwirbelkörpers (Abb.23). Die nicht von den
Gefäßen bedeckte Fläche des Wirbels steht zur
Implantatverankerung zur Verfügung. Auf der
Grundlage standardisierter Wirbelkörpermaße
(Niethard 1981) wurde ein Raster zur Ermittlung
dieser Fläche erstellt. Nach Niethard (1981) weist

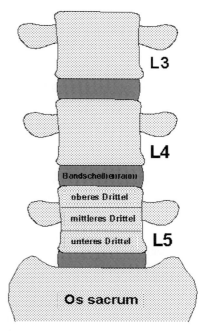

Abb. 22 Schematische Ansicht der Lendenwirbel-
säule von vorne mit Bezugspunkten zur Definition der
Höhe der Aortenbifurkation bzw. des Confluens der
Iliacalvenen.

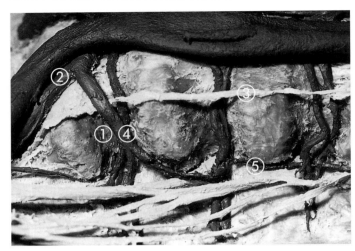

Abb. 23 Ansicht der unteren Lendenwirbelsäule von links. Der 5. Lendenwirbelkörper (1) wird in seinem ventralen Anteil von der A. und V. Iliaca communis (2) bedeckt. Über den Wirbelkörper verlaufen der sympathische Grenzstrang (3) sowie die 5. A. und V. lumbalis (4). Die V. lumbalis mündet im Bereich der Foramina intervertebralia in die V. lumbalis ascendens (5).

der 5. Lendenwirbelkörper eine mittlere vordere Höhe von 29 mm, eine mittlere hintere Höhe von 23 mm und eine mittlere Länge (sagittale Wirbelkörpertiefe) von 32 mm auf. Die Seitfläche des Wirbelkörpers wurde in 9 Felder unterteilt. Jedes dieser Felder besitzt eine Breite von 10,7 mm; die Höhe beträgt im vorderen Bereich 9,7 mm und im hinteren Bereich des Wirbelkörpers 7,7 mm (Abb. 24). Das so erstellte Raster wurde mittels einer Schablone auf die einzelnen Wirbelkörper übertragen und es wurde der gefäßfreie Bereich markiert. Dieser wurde mit dem Platzbedarf der einzelnen Implantate in Beziehung gesetzt. Zudem wurden die Instrumentarien (VDS, TSRH als Ein- und Zweistabsystem, KANEDA, CDH) bei allen 47 Leichen implantiert und der Kontakt zu den Iliacalgefäßen registriert (Abb. 25 – Abb. 29).

3.3.2 Ergebnisse

Bei den 47 untersuchten Präparaten lag die Aortenbifurkation im Mittel auf der Höhe des unteren Drittels des 4. Lendenwirbelkörpers. Die höchste Bifurkation fand sich vor dem oberen Drittel des vierten und die tiefste vor dem mittleren Drittel des fünften Lendenwirbelkörpers. Bei einem Median von 66,6° wurden die Bifurkationswinkel zwischen 25° und 126° gemessen. Die Höhe des Confluens Vv. iliacae communes lag zwischen dem unteren Drittel des vierten und der Bandscheibe zwischen dem fünften Lendenwirbel und dem Kreuzbein, im Durchschnitt vor dem mittleren Drittel des fünften Lendenwirbelkörpers. Der Winkel des Confluens betrug im Median 91° bei Meßwerten zwischen 54° und 112°.

Bei 16 der insgesamt 47 Präparate war es möglich, mindestens eines der untersuchten Instrumentarien in den fünften Lendenwirbel zu implantieren, ohne daß es zu einem Kontakt mit den Iliacalgefäßen kam. Bei 31 Präparaten konnte keines der Instrumentarien ohne dauernde Gefäßberührung implantiert werden.

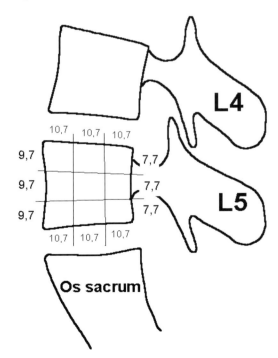

Abb. 24 Schematische Seitansicht des 5. Lendenwirbels mit Raster zur Vermessung der gefäßfreien Fläche (mm).

Abb. 25 Darstellung des 4. und 5. Lendenwirbels von links. Zur Implantation des VDS-Instrumentariums wird die A. iliaca communis sinistra mobilisiert und retrahiert.

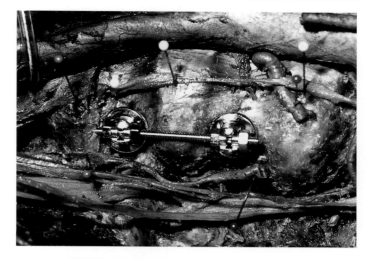

Abb. 26 Implantiertes VDS-Instrumentarium. Der Kontakt zu den im oberen Bildteil dargestellten Iliacalgefäßen wird vermieden.

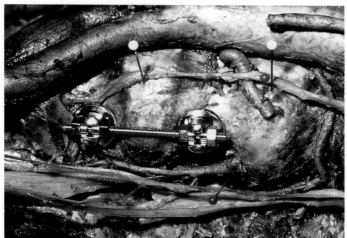

Abb. 27 Implantation des CDH-Instrumentariums zwischen LWK 4 und 5 von links. Zur Vermeidung eines Kontaktes mit dem Instrumentarium muß die A. iliaca communis sinistra retrahiert werden (oberer Bildteil links).

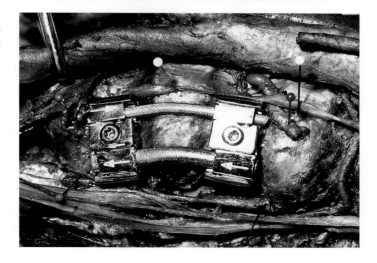

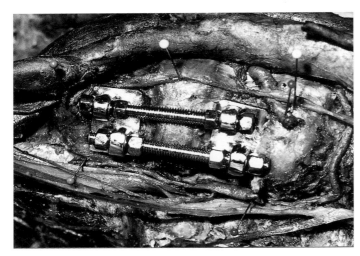

Abb. 28 Implantation des Kaneda-Instrumentariums (Version
mit Gewindestäben) zwischen LWK
4 und 5 von links. Ein Kontakt zu
den umgebenden Gefäßen besteht
nicht.

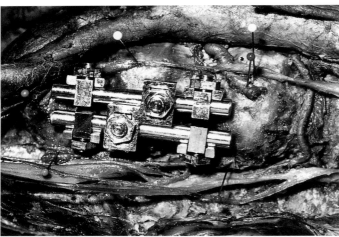

Abb. 29 Implantation des TSRH-
Instrumentariums in der Doppelstabmontage zwischen LWK 4 und
5 von links. Es kommt zu einem
deutlichen Kontakt zu der A. iliaca
communis sinistra (oberer Bildteil
links).

Das VDS-System war bei 16 der 47 Leichen implantierbar. Der Platzbedarf auf der Seitenfläche
des 5. Lendenwirbelkörpers wird durch die Unter-
lagsscheibe mit einem Durchmesser von 18 mm bestimmt, da Schraubenkopf, Muttern sowie der Gewindestab nicht über die Unterlagscheibe hinaus-
ragen. Die seitliche Höhe des Implantates (12,5
mm) setzt sich aus der Höhe der Unterlagscheibe
und der Höhe des Schraubenkopfes zusammen. In
den Fällen, in denen das VDS-System implantierbar ist, dürfen die Arteria und Vena iliaca communis nur derart verlaufen, daß mindestens die folgenden Wirbelkörperseitenflächen gefäßfrei bleiben:
Die posteriore in cranio-caudaler Richtung verlaufende Spalte des Meßrasters muß gänzlich gefäßfrei bleiben. Die mittlere in cranio-caudaler
Richtung verlaufende Spalte muß in ihren cra-

nialen zwei Rasterflächen ebenfalls gefäßfrei bleiben. Die caudale Rasterfläche wird durch eine von
cranial anterior nach caudal-posterior verlaufende
Diagonale in zwei Teile geteilt, wobei der cranial-
posteriore Anteil ebenfalls gefäßfrei bleiben muß
(Abb. 30).
Das KANEDA-System in der Version mit Gewindestäben war bei sechs Präparaten im 5. Lendenwirbel implantierbar ohne daß es zu einem
Kontakt mit den Iliacalgefäßen kam. Die Wirbelkörperplatten weisen eine Grundfläche von 26,5
mm (anterior-posteriore Ausdehnung) x 21 mm
(cranio-caudale Ausdehnung) auf. Zusätzlich ragt
die zur Fixierung des vorderen Gewindestabes
benötigte Schraubenmutter 2,5 mm über den Rand
der Platte hinaus. Die seitliche Höhe des Implantates (12,5 mm) setzt sich aus der Höhe der Wirbel-

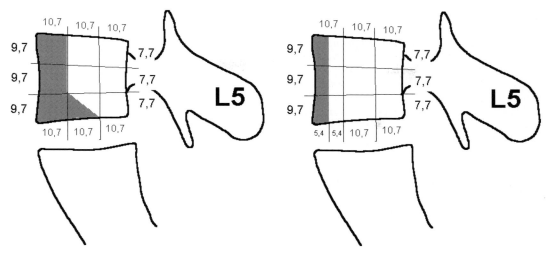

Abb. 30 Seitfläche des 5. Lendenwirbelkörpers. Zur Implantation des VDS-Instrumentariums dürfen die weiß dargestellten Rasterflächen nicht von Gefäßen überlagert sein.

Abb. 31 Seitfläche des 5. Lendenwirbelkörpers. Zur Implantation des KANEDA-Instrumentariums dürfen die weiß dargestellten Rasterflächen nicht von Gefäßen überlagert sein.

körperplatte und des Schraubenkopfes zusammen. Das KANEDA-System ist nur ohne Gefäßkontakt implantierbar, wenn die posteriore und mittlere, in cranio-caudaler Richtung verlaufende Spalte gänzlich, und die dorsale Hälfte der anterioren Spalte ebenfalls gefäßfrei sind (Abb. 31).

Das TSRH-Instrumentarium als Einstabsystem ist, wie das VDS-Instrumentarium, bei 16 der 47 Leichen implantierbar. Die cranio-caudale Ausdehnung des Implantates (13,5 mm) wird durch die Breite des U-förmigen Schraubenkopfes bestimmt. Die Ausdehnung in der Richtung anterior-poste-

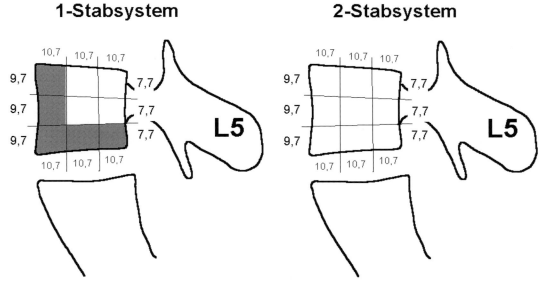

Abb. 32 Seitfläche des 5. Lendenwirbelkörpers. Zur Implantation des TSRH-Instrumentariums mit einem Stab dürfen die weiß dargestellten Rasterflächen nicht von Gefäßen überlagert sein.

rior (16 mm) entspricht der Länge des Stabhalterungsbolzens. Die seitliche Höhe des Einstab-Systemes beträgt 13 mm. Zur Implantation des TSRH-Einstabsystemes muß zumindest die posteriore und mittlere, in cranio-caudaler Richtung verlaufende, Spalte in ihren cranialen Zweidritteln gefäßfrei sein (Abb. 32).

Das TSRH-Zweistabsystem ist bei keiner der 47 untersuchten Leichenwirbelsäulen ohne Gefäßkontakt implantierbar. Bei jedem Präparat berührt der anterior liegende Anteil des Zweistabsystems entweder die Aorta abdominalis oder die A. und V. iliaca communis. Die anterior-posteriore Ausdehnung des Zweistabsystems ergibt sich aus der Länge beider Stabhalterungsbolzen mit dem dazwischen liegenden Raum (33 mm). Die craniocaudale Ausdehnung (13,5 mm) und seitliche Höhe (13 mm) entsprechen den Werten des Einstabsystems.

Das CDH-System ist bei 8 von 47 Leichen implantierbar. Die quaderförmigen Wirbelblöcke sind 29 mm lang (anterior-posteriores Maß) und 15 mm breit (cranio-caudales Maß). An der anterioren Längsseite beträgt die Höhe 10 mm, an der posterioren 11,4 mm. Die caudale, in anterior-posteriorer Richtung verlaufende Spalte des Rasters darf nur innerhalb ihrer unteren $2/_3$ durch die Arteria und Vena iliaca communis bedeckt sein, damit das CDH-System ohne Gefäßkontakt im 5. Lendenwirbel implantierbar ist (Abb. 33).

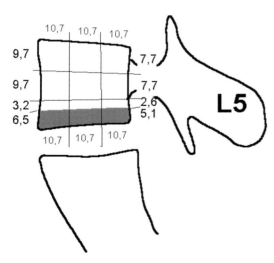

Abb. 33 Seitfläche des 5. Lendenwirbelkörpers. Zur Implantation des CDH-Instrumentariums dürfen die weiß dargestellten Rasterflächen nicht von Gefäßen überlagert sein.

Die vorliegende Untersuchung erfolgte an konservierten Leichen; bei fehlendem Gewebs- und Gefäßturgor ist die Übertragbarkeit der Ergebnisse auf den lebenden Organismus nur eingeschränkt möglich. Zudem war das Durchschnittsalter der Verstorbenen mit 80 Jahren hoch. Im Laufe des Lebensalters kommt es zu einer Elongation der unteren Hauptäste der Aorta (Ssoson-Jaroschewitsch 1925). Bei Anwendung der Ergebnisse auf jüngere Patienten muß dies berücksichtigt werden.

Nur bei einem Drittel, nämlich bei 16 der untersuchten 47 Präparate war, bedingt durch den Verlauf der großen Gefäße, überhaupt eine Instrumentation des 5. Lendenwirbelkörpers möglich. Anwendbar waren in diesen Fällen die beiden Einstabsysteme VDS und TSRH. Das Zweistabsystem mit dem geringsten Platzbedarf, das CDH-Instrumentarium konnte in 8 Fällen (17%) und das Kaneda-Instrumentarium in 6 Fällen (13%) angewendet werden. Das TSRH-Implantat mit 2 Längsstäben konnte wegen der, im Vergleich zu den anderen Implantaten, größten ventro-dorsalen Ausdehnung in keinem Fall ohne Gefäßkontakt implantiert werden (Abb. 34).

Die niedrige Fallzahl der Untersuchungen erlaubt keine Aussage über die Rangfolge der Implantierbarkeit der biomechanisch günstigen Zweistabsysteme KANEDA und CDH. Es ist jedoch hervorzuheben, daß die Möglichkeit einer Instrumentation auf wenige Fälle beschränkt bleibt.

In jenen Fällen, in denen sowohl die beiden Einstab- als auch die beiden Zweistabsysteme implantierbar sind, teilt sich die Aorta auf dem Niveau der Mitte des fünften Lendenwirbelkörpers. Dies ist die tiefste in der vorliegenden Untersuchung gefundene Teilungshöhe. Die Lage der Aortenbifurkation in Höhe des 5. Lendenwirbelkörpers wird in der Literatur mit 5% angegeben. Die häufigste Lokalisation mit 24–63% befindet sich auf dem Niveau des 4. Lendenwirbelkörpers sowie der Bandscheibe L4/5 (Adachi 1928, Louis 1983, Fasel u. Ludwig 1988).

Der Confluens Vv. iliacae communes wurde, analog zu den Angaben in der Literatur (Fasel 1988), unterhalb der Aortenbifurkation und am häufigsten in Höhe des mittleren Drittels des 5. Lendenwirbelkörpers gefunden.

Der Winkel der Aortenbifurkation wurde mit 65° und der Winkel des Confluens Vv. iliacae communes mit 91° im Median berechnet. Die Literaturangaben für den Bifurkationswinkel liegen zwischen 60 und 70° (Suzuki 1937, Louis 1983) und für den Winkel des Confluens in einer japanischen Population bei 71° (Suzuki 1937).

Abb. 34 Anzahl der Wirbelsäulen-präparate in die das jeweilige Instrumentarium implantierbar war, ohne daß es zu einem ständigen Gefäßkontakt kam.

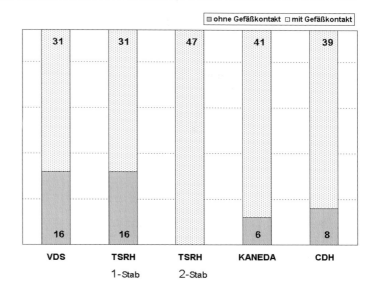

Ein Einfluß der anatomischen Höhe des Confluens Venae iliacae communes oder der Teilungswinkel der Bifurkation und des Confluens auf die Implantierbarkeit war bei der vorliegenden Fallzahl nicht festzustellen.

Die Implantierbarkeit eines Instrumentariums in die Seitfläche des 5. Lendenwirbelkörpers wird in erster Linie durch den Verlauf der A. und V. iliaca communis limitiert. Indirekt besteht ein Einfluß durch die Höhe der Aortenbifurkation, wobei eine tiefliegende Bifurkation die Implantation begünstigt. Die Implantation ist nur in einem geringen Teil der Fälle möglich, wobei die platzsparenden Einstabkonstruktionen in der vorgelegten Studie etwa doppelt so häufig wie die Zweistabsysteme anwendbar waren.

Empfehlenswert sind vor einer geplanten Instrumentation des 4. und 5. Lendenwirbelkörpers die Verlaufsdarstellung der Iliacalgefäße und die Bestimmung der Lokalisation der Aortenbifurkation. Dies kann mit geringer Belastung des Patienten mit Hilfe des Computer- und Kernspintomogrammes oder der digitalen Subtraktionsangiographie erfolgen. Die praeoperative Gefäßdarstellung erscheint um so wichtiger, als in 2,2% der Fälle mit einer links von der Aorta gelegenen V.cava inferior zu rechnen ist (Fasel u. Ludwig 1988), wobei dann ein rechtsseitiger Zugang erfolgen sollte.

3.4 Die Bedeutung der Knochendichte für die ventrale Implantatverankerung

Die Bedeutung der Knochendichte für die Verankerung von Wirbelsäulenimplantaten ist bekannt. Untersuchungen konnten zeigen, daß die dorsale Implantatverankerung mit steigendem Osteoporosegrad biomechanisch weniger belastbar wird (v. Strempel u. Mitarb. 1994a u. b). Knochendichteunterschiede spielen im ventralen Wirbelsäulenbereich, also im Wirbelkörper, eine größere Rolle als im dorsalen Bereich. Dorsal findet sich der tragfähige vorwiegend kortikale Knochen der Wirbelbögen und Pedikel, wohingegen die Wirbelkörper zu mehr als 90% aus Spongiosa bestehen, die Kortikalis ist hier nur an den Deck- und Grundplatten belastbar. Dort, wo die Implantate fixiert werden, nämlich an der Seitfläche der Wirbelkörper, ist die Kortikalis papierdünn. Schrauben zur ventralen Fixation müssen deshalb sowohl im Design als auch in der Verlaufsrichtung speziell an diese Erfordernisse angepasst werden. Entsprechend zeigt sich ein deutlicher Zusammenhang zwischen der axialen Auszugskraft als Maß für die primäre Verankerungsfestigkeit eines Implantates im Wirbelkörper und der gemessenen Knochendichte. Dieser Zusammenhang variiert je nach Instrumentarium (siehe Kapitel 2.3). In einer eigenen Untersuchung wurde bei vier unterschiedlichen Implantaten (VDS, Kaneda, TSRH und CDH) die axiale Auszugsfestigkeit bei jeweils acht Wirbelkörpern in Abhängigkeit der histo-morphometrisch gemessenen Knochendichte bestimmt. Bei den acht zur Messung verwendeten Wirbelsäulenpräparaten betrug die Knochendichte 14,72% bei einer Standardabweichung von 2,45%. Zur Ermittlung des Zusammenhangs zwischen der Auszugsfestigkeit des Implantattyps und der Knochendichte wurde der Korrelationskoeffizient für jedes Instrumentarium berechnet. Dieser Wert betrug für das VDS-System 0,701, für das Kaneda-Implantat 0,592, für TSRH 0,462 und für CDH 0,836. Damit wies die Auszugsfestigkeit des TSRH-Implantates eine mäßige Korrelation zur Knochendichte auf. Eine gute Korrelation bestand bei VDS und Kaneda, während bei CDH eine sehr gute Korrelation vorlag.

Es erscheint deshalb sinnvoll, vor einer geplanten Instrumentation bei Patienten mit einer bestehenden Osteoporose die Knochendichte zu ermitteln. Im Rahmen der Osteoporoseforschung wurden Frakturrisikowerte in Abhängigkeit der Knochendichte für die Verfahren: DEXA, QCT und MRT bestimmt. Eine Korrelation zwischen Frakturrisiko und Implantatverankerung ist jedoch nicht bekannt. Es sollte deshalb ein sogenanntes „Dislokationsrisiko" als Maß für die Wahrscheinlichkeit des Implantatversagens (Dislokation des Implantates im Knochen) definiert werden. Nach den Untersuchungen von von Strempel u. Mitarb. (1994a) und Wittenberg u. Mitarb. (1991) besteht ein Zusammenhang zwischen der mittels DEXA und QCT gemessenen Knochendichte und der dorsalen Implantatverankerung.

Im Rahmen einer eigenen Untersuchung wurde der Zusammenhang zwischen der axialen Auszugskraft einer VDS-Schraube und der mittels QCT, MRT und DEXA gemessenen Knochendichte bestimmt (Eysel u. Mitarb. 1998).

Bei 50 Leichen wurde jeweils der erste Lendenwirbel im Durchschnitt 12 Stunden post mortem (9–16 Stunden) entnommen. Der Wirbel wurde bei –20° gelagert. Es handelte sich um 30 männliche und 20 weibliche Patienten mit einem Durchschnittsalter von 68,3 Jahren (29–91 Jahre). Primäre Knochenerkrankungen sowie Tumoren wurden ausgeschlossen. Vor der biomechanischen Testung wurde die Knochendichte der Wirbel mit unterschiedlichen Methoden bestimmt: mit der sogenannten DEXA-Methode wurde in Anterior-Posteriorrichtung die Knochendichte gemessen. Mit dem QCT wurde die Knochendichte separat für die Kortikalis und für die Spongiosa bestimmt. Mittels

des MRTs wurde die Knochendichte durch Charakterisierung der Trabekulararchitektur gemessen (Funke u. Mitarb. 1994). Inhomogenitäten der Trabekelstruktur erzeugen Änderungen der Magnetisation nach dem MR-Signal. Registriert wurde hier die T2-Relaxationszeit.

Nach den oben geschilderten Messungen der Knochendichte wurden die Wirbelkörper seitlich mit einer Usis-Schraube (Länge 45 mm, Durchmesser 6 mm) nach Vorbohrung mit einem 3,2 mm Bohrer bestückt. Die Verankerung erfolgte unicortical, um den Einfluß der Spongiosa und der Corticalis ermitteln zu können. Der so präparierte Wirbelkörper wurde in einen Halteapparat eingespannt, an die VDS-Schraube wurde ein Zugseil gelegt, und mit einer Geschwindigkeit von 2 mm/sec. wurde die VDS-Schraube axial ausgezogen. Verwendet wurde eine Universaltestmaschine der Firma Zwick, Ulm. Registriert wurde die Kraft, die zur Dislokation der Schraube notwendig war.

Die höchste Korrelation zur Auszugskraft wurde bei der Messung des spongiösen Knochens im QCT, gefolgt von der Knochendichtemessung mittels DEXA-Untersuchung gefunden (hohe Korrelation). Das MRT zeigte lediglich eine geringe Korrelation, während sich für das QCT des corticalen Knochens keine Korrelation zur Auszugskraft zeigte (Tab. 3).

Tabelle 3 Korrelation zwischen Auszugskraft und der mit unterschiedlichen Methoden gemessenen Knochendichte des ersten Lendenwirbels.

Untersuchungstechnik	Korrelation	Signifikanz
Spongiöse Knochendichte (QCT)	0,723	< 0,001
Knochendichte (DEXA)	0,693	< 0,001
T_2*-Relaxationszeit (MRI)	0,554	< 0,001
Histomorphometrie	0,516	< 0,001
Kortikale Knochendichte (QCT)	0,221	0,123

Die vorliegende Untersuchung konnte zeigen, daß die mittels DEXA und QCT (spongiöser Knochen) gefundene Knochendichte einen deutlichen Zusammenhang zur Verankerungsfestigkeit des Implantates aufweist. Wünschenswert wäre analog der Definition eines Frakturrisikos bei Osteoporosepatienten eine Definition des Dislokationsrisikos bei ventraler Implantatverankerung. Ein solches Risiko kann alleine durch prospektive klinische Studien mit präoperativer Bestimmung der Knochendichte (DEXA, QCT-Spongiosa) und postoperativer Verlaufsbeobachtung von Korrekturverlust bzw. Implantatversagen ermittelt werden. Die vorliegenden Ergebnisse zeigen, daß das Dislokationsrisiko mit abnehmender Knochendichte deutlich ansteigt. Es empfiehlt sich deshalb, bei Verdacht auf Osteoporose eine präoperative Bestimmung der Knochendichte mittels DEXA oder QCT-Spongiosa vorzunehmen. Sollte hier eine höhergradige Osteoporose gefunden werden, empfiehlt sich, falls dies bei der jeweiligen Indikation möglich ist, eine dorsale Instrumentation. Sollte dennoch eine ventrale Instrumentation vorgenommen werden, ist auch bei einem primärstabilen Implantat eine Orthese und eine ggf. längerfristige Immobilisation notwendig.

4 Indikationen zur ventralen Instrumentation

Die Indikationen zur ventralen Instrumentation der Rumpfwirbelsäule leiten sich zum einen aus der Lokalisation des pathologischen Geschehens und zum anderen aus den biomechanischen Gegebenheiten ab. Deformitäten und degenerative Veränderungen betreffen sowohl die vorderen als auch die hinteren Wirbelsäulenabschnitte. Jedoch liegt die Pathologie bei allen entzündlichen Veränderungen und bei dem überwiegenden Teil der Tumoren im Bereich der Wirbelkörper. Auch betreffen traumatische Veränderungen im Wesentlichen die vorderen Wirbelsäulenabschnitte (Abb. 35). Aufgrund dieser Lokalisation erscheint ein ventrales Vorge-

hen, besonders wenn ein primärstabiles Implantat zur Spondylodese verwendet wird, konsequent. Aufgrund biomechanischer Überlegungen ist ebenfalls der vordere Weg empfehlenswert. Im Bereich des thorako-lumbalen Überganges, und hier finden sich bevorzugt die oben erwähnten Verletzungen und Erkrankungen, erfolgt etwa 70% der Kraftübertragung während des aufrechten Ganges über die Wirbelkörper und Bandscheiben (Abb. 36). Eine Defektrekonstruktion muß deshalb diese Abschnitte restaurieren. Zur Mobilisierung einer Deformität wie der Kyphose oder Skoliose werden günstigstenfalls das vordere Längsband und die Bandscheiben von ventral durchtrennt. Eine anschließende Korrektur ist aufgrund der Nähe zum Drehpunkt der Wirbelsäule über ein ventrales Implantat einfacher als über die dorsale Instrumentation, die zudem noch einen zweiten Zugang erfordert.

Im Rahmen des folgenden Kapitels werden die Indikationen zur ventralen Instrumentation in fünf Gruppen zusammengefaßt: Tumor, Spondylodisci-

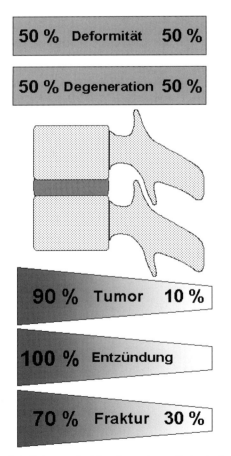

Abb. 35 Schema der Verteilung der pathologischen Wirbelsäulenprozesse im sagittalen Profil.

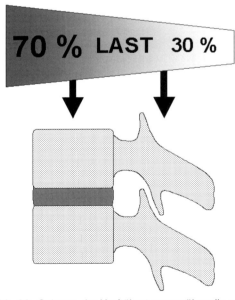

Abb. 36 Schema der Kraftübertragung über die vorderen und hinteren Abschnitte der Wirbelsäule am Beispiel des thorakolumbalen Überganges im aufrechten Gang.

tis, Skoliose, Fraktur sowie degenerative Veränderungen und Instabilitäten. Da publizierte Ergebnisse zu ventralen Instrumentarien an der Rumpfwirbelsäule, insbesondere wenn es sich um primärstabile Implantate handelt, bisher nur vereinzelt vorliegen, werden exemplarisch eigene Erfahrungen mit dem CDH Instrumentarium dargestellt. Diese Ausführungen lassen sich mehr oder weniger auch auf andere, ähnliche Implantate übertragen. Hierbei werden in den Kapiteln „Tumor", „Spondylodiscitis" und „Skoliose" die Ergebnisse der jeweiligen Patientengruppe dargestellt. Bei den Skoliosen wird aufgrund umfangreicher roentgenologischer Parameter zusätzlich zwischen klinischem und radiologischem Verlauf unterschieden. Da es sich im eigenen Patientengut bei der Gruppe „Frakturen" sowie „Degenerative Veränderungen und Instabilitäten" um inhomogene, wenig vergleichbare Gruppen handelt, erfolgt der Ergebnisteil hier im Wesentlichen als Einzelfalldarstellung.

Zur raschen Orientierung werden am Beginn der jeweiligen Beschreibung einer Indikationsgruppe die zur Anwendung geeigneten Instrumentarien nach den Angaben der Hersteller tabellarisch aufgezeigt.

4.1 Klinische und radiologische Untersuchungsmethodik

Bei allen im folgenden dargestellten Patienten wurden nach einem standardisierten Schema klinische und radiologische Daten erhoben. Im Rahmen des vorliegenden Buches werden aufgrund des inhomogenen Krankengutes mit zum Teil kleinen Diagnosegruppen nur objektive Befunde referiert. Sie wurden von dem gleichen Untersucher praeoperativ sowie im postoperativen Verlauf erhoben. Die Verlaufsuntersuchungen erfolgten bei den Patienten mit einer Skoliose 7 bis 14 Tage postoperativ sowie 3, 6, 9, 12, 18 und 24 Monate postoperativ. Die übrigen Patienten wurden 7 bis 14 Tage postoperativ , nach 6 Wochen, 6 Monaten und einem Jahr untersucht. Die Frequenz der weiteren Untersuchungen lag je nach Beschwerden der Patienten bei 6 bis 12 Monaten. Bei klinischen oder radiologischen Besonderheiten wurden die Untersuchungsintervalle verkürzt.

Im Rahmen der klinischen Untersuchung wurden ein allgemein körperlicher Untersuchungsbefund sowie ein neurologischer Befund erhoben. Die radiologische Untersuchung umfaßte bei allen Skoliosepatienten eine Wirbelsäulenganzaufnahme im Stehen, bei standunfähigen Patienten im Sitzen.

Die Aufnahmen erfolgten im frontalen sowie sagittalen Strahlengang. Verwendet wurde ein Spezialstativ mit Streustrahlenraster und 3 m Röhrenabstand. Anhand der ap.-Aufnahme wurden die Lage der Haupt- und Nebenkrümmungen sowie die Seite der Konvexität der jeweiligen Krümmung bestimmt. Nach Ponseti u. Friedman (1950) sowie Moe u. Mitarb. (1978) erfolgte eine Unterteilung in einbogige und zweibogige Formen. Die seltenen dreibogigen Formen kamen in dem hier untersuchten Krankengut nicht vor.

Markiert wurden im weiteren die Endwirbel der Krümmung. Dies sind jene Wirbel, die die stärkste Kippstellung zur Horizontalen aufweisen und am Übergang der Krümmung zur Gegenkrümmung liegen. In der Regel zeigen die Endwirbel keine Rotation und stimmen dann mit den Neutralwirbeln überein, die als nicht rotierte Wirbel definiert sind (Götze 1990). Das Ausmaß der Krümmung in der frontalen Ebene, der Skoliosewinkel, wurde in der Methode nach Cobb (1948) bestimmt. Hierbei wird die Stellung der Endwirbel der Krümmung zueinander berechnet. Es werden Planparallelen zu der Deckplatte des oberen Endwirbels und der Grundplatte des unteren Endwirbels auf dem Röntgenfilm eingezeichnet. Auf diesen Linien werden Senkrechten errichtet, die sich unter dem Krümmungswinkel schneiden. Die Meßfehlerbreite dieser Methode liegt bei ± 3 Grad (Neugebauer 1972), wobei der Einfluß des Meßfehlers auf das Meßergebnis mit abnehmendem Skoliosegrad ansteigt (Carstens u. Mitarb. 1990). Neben der Markierung der Endwirbel wurden die Lage und Rotation des Scheitelwirbels definiert. Es handelt sich dabei um jenen Wirbel, der im Krümmungsscheitel liegt, am weitesten aus der Medianlinie verlagert ist und in der Regel die stärkste Rotation aufweist. Die Lokalisation der Skoliose wurde anhand der Lage des Scheitelwirbels bestimmt.

Die Rotation des Scheitelwirbels der ventral instrumentierten Krümmung wurde bei 15 Patienten prae- und eine Woche postoperativ bestimmt. Da alleine der Einfluß der ventralen Spondylodese auf die Wirbelkörperrotation ermittelt werden sollte, erfolgte die Messung bei jenen Patienten mit einer ventrodorsalen Instrumentation im Intervall nach dem ventralen und vor dem dorsalen Eingriff.

In der vorliegenden Untersuchung wurde das von Aaro u. Mitarb. (1978) angegebene Verfahren zur computertomographischen Bestimmung der Rotation des Wirbels im Krümmungsscheitel angewandt.

Der Rotationswinkel eines Wirbels um seine Longitudinalachse in bezug auf die Körpermittellinie ist nach Aaro und Mitarb. (1978) der Winkel, der zwischen einer geraden Linie durch die Mitte des Wirbelkörpers und die Mitte des dorsalen Anteiles des Spinalkanales einerseits und einer geraden Linie durch die Mitte des Spinalkanales und der Mitte des Sternums bzw. der Linea alba andererseits gemessen wird. Bei diesem Verfahren wird allerdings die Seitverbiegung der Wirbelsäule nicht berücksichtigt, so daß ein relativ großer Rotationswinkel bestimmt wird, da der Scheitelwirbel ebenfalls zur konvexen Seite der Skoliose verlagert ist. Verschiebt sich der Scheitelwirbel bei fixierter Rotationsstellung entlang der Sagittalebene nach ventral, nimmt sein in bezug zur Körpermittellinie definierter Rotationswinkel zu. Bei einer Verschiebung des Scheitelwirbels nach dorsal kommt es zu einer Verkleinerung dieses Rotationswinkels. Wird der Scheitelwirbel in bezug auf den Patienten in Richtung der Konvexität verschoben, wächst der Rotationswinkel; bei einer Verschiebung in Richtung der Konkavität ergibt sich eine Verminderung. Bewegt sich der Wirbel entlang der Geraden durch den zentralen Anteil des Rückenmarkkanales und das Sternum, so ergibt sich keine Änderung des Rotationswinkels.

Bei der Berechnung des Rotationswinkels in bezug auf die Sagittalebene entfallen diese Probleme. Es handelt sich um den Winkel zwischen einer geraden Linie durch die Mitte des Rückenmarkkanales und die Mitte des Wirbelkörpers und einer geraden Linie parallel der Sagittalebene des Körpers. Der Rotationswinkel in bezug zur Sagittalebene muß naturgemäß geringer ausfallen als der Winkel in bezug zur Körpermittellinie. Die computertomographischen Untersuchungen wurden an einem Somatom plus der Firma Siemens Erlangen an der Klinik mit Poliklinik für Radiologie der Johannes Gutenberg-Universität Mainz (Direktor: Prof. Dr. M. Thelen) durchgeführt. In Rückenlage des Patienten wurde der Scheitelwirbel der ventral zu instrumentierenden Krümmung markiert und in 8 mm Schnittdicke untersucht. Die Gantry wurde bei den Aufnahmen nicht gekippt. Bei einem Teil der Patienten erfolgte die Untersuchung als Spiral CT mit einer Schichtdicke von 8 mm, einem Tischvorschub von 8 mm und einem Rekonstruktionsintervall von 6 mm.

Bei den 16 Patienten mit einer Lähmungsskoliose im Rahmen einer Myelomeningozele wurden der Beckenschiefstand als Maß der lumbosakral erreichten Korrektur sowie der Rumpfüberhang als Indikator der kranial erzielten Korrektur nach der von Carstens u. Mitarb. (1991) angegebenen Methode errechnet. Der Rumpfüberhang wird hierbei

in Winkelgraden angegeben und ist somit unabhängig von der Körpergröße des Patienten.

Bei allen Patienten mit einer Skoliose wurden zusätzlich zu den Aufnahmen im ap. Strahlengang Wirbelsäulenganzaufnahmen im seitlichen Strahlengang angefertigt. Ermittelt wurden in der oben erläuterten Methode nach Cobb (1948) der sagittale Kyphosewinkel der Brustwirbelsäule, gemessen zwischen der Deckplatte Th4 und der Grundplatte Th12, und der Krümmungswinkel der Lendenwirbelsäule und des lumbosakralen Überganges (Lendenlordose) zwischen der Grundplatte Th12 und der Deckplatte des ersten Sakralwirbels.

Die Normalwerte der BWS-Kyphose werden in der Literatur unterschiedlich angegeben. Boseker (1958) gibt für die Normalform der BWS 25–42° an, Roaf (1960) 20–40°, Rocher u. Mitarb. (1965) 30°, Menge (1982) 50° und Götze (1990) 20–40°.

In der vorliegenden Arbeit werden die praeoperativen Ausgangswinkel unterteilt in Hyperkyphosen bei Krümmungswinkeln über 40°, normale Kyphosen bei Winkeln zwischen 20 und 40° und Hypokyphosen bzw. relative Lordosen bei einem Meßwert unter 20°.

Das Ausmaß der lumbalen Lordose zwischen L1 und S1 ist zum Großteil abhängig von der Kippstellung des Kreuzbeines und damit erheblichen interindividuellen Schwankungen unterworfen. Entsprechend unterschiedlich sind die Angaben über Normwerte in der Literatur, zumal häufig unterschiedliche Meßmethoden angewandt werden. Farfan (1979) gibt bei Messung zwischen der Bandscheibenmitte L1/L2 und L5/S1 einen Durchschnittswert der Lendenlordose von 41° an. Werte unter 15° werden als Flachrücken und über 61° als Hohlkreuz bezeichnet. Anderson u. Mitarb. (1979) geben eine durchschnittliche Krümmung von 59,8° (± 2,9°), Menge (1982) von 60° und Pelker u. Gage (1982) von 67° (± 3°), jeweils gemessen nach der Methode von Cobb (1948), an. Stagnara u. Mitarb. (1982) finden einen Durchschnittswert von 50° (± 30°) bei Messung zwischen S1 und der Deckplatte eines am meisten von der Horizontalen abweichenden oberen Lendenwirbelkörpers. Fernand und Fox (1985) geben einen Mittelwert von 45,4° mit einer Standardabweichung von 22,6° an. Gemessen wurde nach der Methode von Cobb (1948) zwischen der Grundplatte von L1 und der Deckplatte von S1.

In der vorliegenden Untersuchung wird der normale Krümmungswinkel der Lendenlordose mit 30–70° festgelegt. Werte über 70° werden als Hyperlordose, Werte unter 30° als Hypolordose bzw. Kyphose beschrieben.

Bei allen Patienten ohne Primärdiagnose Skoliose wurde der betroffene Wirbelsäulenabschnitt im ap. und seitlichen Strahlengang geröntgt. Weitere radiologische Verfahren wie konventionelle Tomographie, Schrägaufnahmen, Computer- und Kernspintomographie oder Szintigraphie wurden entsprechend der diagnostischen Erfordernisse im Rahmen der verschiedenen Krankheitsbilder angewandt. So wurde z. B. bei allen Patienten mit Wirbelsäulentumoren oder Spondylodiscitiden ein Kernspintomogramm durchgeführt.

Bei den konventionellen Röntgenaufnahmen wurde in der seitlichen Projektion der Kyphosewinkel zwischen der Deck- bzw. Grundplatte der an die entsprechende Wirbelsäulenveränderung anschließenden Wirbelkörper bestimmt. In der ap. Aufnahme wurde bei vorhandener Seitverbiegung der Skoliosewinkel zwischen den am stärksten zur Horizontalen geneigten Wirbelkörperdeck- bzw. Grundplatten bestimmt.

Im Rahmen der radiologischen Verlaufsuntersuchung werden auch die Differenzen zwischen den verschiedenen Messungen angegeben. Von Bedeutung sind hier in erster Linie die intraoperativ erreichte Korrektur einer Wirbelsäulendeformität sowie der spätere Repositionsverlust.

Bei den radiologischen Daten wird der Median der Messungen auf ein volles Winkelgrad aufgerundet angegeben.

Neben den geschilderten klinischen und radiologischen Verlaufsbeobachtungen wurden bei allen Patienten peri- und postoperative Komplikationen erfaßt. Zudem wurden der intraoperative Blutverlust, die Operationsdauer und die stationäre Verweildauer registriert.

4.2 Tumor

ISOLA	BWM	CDH	KANEDA	SLOT
TSRH	USIS	Ventro Fix	AO Platten	CASP
Syracuse I Plate	LDI	University Plate	Z-Plate	

4.2.1 Indikation und operative Technik

Der größte Teil der Wirbelsäulentumoren stellen Metastasen oder Plasmozytominfiltrationen dar (Abb. 37). Bei der chirurgischen Behandlung von

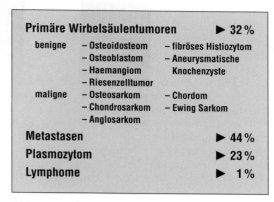

Primäre Wirbelsäulentumoren		► 32%
benigne	– Osteoidosteom – Osteoblastom – Haemangiom – Riesenzelltumor	– fibröses Histiozytom – Aneurysmatische Knochenzyste
maligne	– Osteosarkom – Chondrosarkom – Anglosarkom	– Chordom – Ewing Sarkom
Metastasen		**► 44%**
Plasmozytom		**► 23%**
Lymphome		**► 1%**

Abb. 37 Häufigkeitsverteilung der extraduralen, d. h. von knöchernen Strukturen ausgehenden Wirbelsäulentumoren.

Wirbelsäulentumoren muß zwischen kurativem und palliativem Therapieziel unterschieden werden. Bei den selteneren gutartigen und primären Wirbelsäulentumoren ist die vollständige Tumorentfernung anzustreben. Bis auf Osteoid-Osteom und Osteoblastom betreffen diese Tumoren im We-

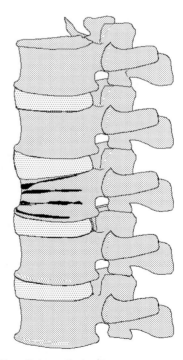

Abb. 38a Schematische Darstellung der Lendenwirbelsäule von links. Der 3. Lendenwirbelkörper ist infolge einer Fraktur bei Tumorbefall im vorderen Bereich höhengemindert.

sentlichen die Wirbelkörper. Zur Tumorentfernung wird eine Korporektomie vorgenommen. Zur Entlastung des ventralen Instrumentariums wird der Korporektomiedefekt überbrückt.

Das operative Vorgehen soll am Beispiel einer CDH Instrumentation bei pathologischer Fraktur aufgrund einer Tumorinfiltration des 3. Lendenwirbelkörpers dargestellt werden (Abb. 38 a–g).

Ist postoperativ weder eine Bestrahlung noch eine Chemotherapie geplant, wird aufgrund des guten Einwachsverhaltens autologer Knochen implantiert. Verwendet werden kann ein tricorticaler Beckenkammspan oder ein Fibulasegment. In

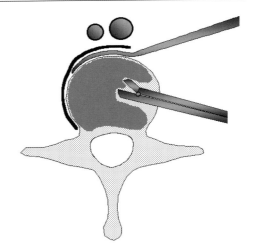

Abb. 38 c Der betroffene Wirbelkörper wird nun entfernt. Dabei ist es günstig, den Wirbelkörper an der ventralen Zirkumferenz durch Dissektion des vorderen Längsbandes unter Zuhilfenahme eines Retraktors darzustellen. Die Abtrennung der Bandscheiben erfolgt so nah als möglich an den angrenzenden Deck- und Grundplatten. Diese werden von Knorpel befreit und für die Verankerung eines Platzhalters vorbereitet.

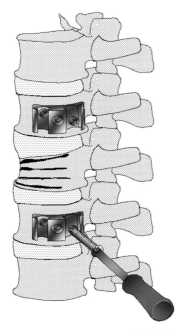

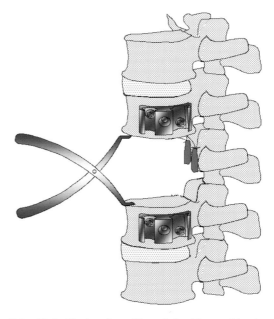

Abb. 38 b Um im Bedarfsfalle, zum Beispiel bei heftiger Blutung, eine schnelle Rückzugsmöglichkeit zu haben werden zunächst die an den Tumor angrenzenden Wirbelkörper instrumentiert. Im vorliegenden Beispiel werden, nach Ligatur oder Koagulation der Segmentalgefäße, die Blöcke des CDH-Instrumentariums mit jeweils zwei Schrauben im zweiten und vierten Lendenwirbelkörper verankert.
Die Verlaufsrichtung der hinteren Schraube weist einen Winkel von 10° nach ventral auf, die der vorderen Schraube einen Winkel von 5° nach dorsal. Die Schraubenlöcher werden mit einem Bohrer von 3,2 mm Durchmesser vorgebohrt, wobei die Gegenkortikalis des Wirbelkörpers perforiert wird. Die Schraubenlänge wird mit einem Tiefenmesser bestimmt und entspricht der Länge des Bohrkanales, so daß die gegenüberliegende Kortikalis von mindestens einem Gewindegang erfaßt wird.

Abb. 38 d Nach oder während der Korporektomie wird der Defektraum mit einer Knochenspreizzange soweit distrahiert, bis die ursprüngliche Höhe wieder hergestellt ist

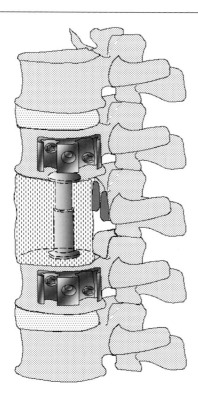

Abb. 38 e Der Defekt wird mit einem Metallplatzhalter, Knochenzement oder autologem Knochen aufgefüllt. Bei Verwendung eines Knochenspanes muß dieser, um ein späteres Einwachsen zu ermöglichen, Kontakt zu der angrenzenden Wirbelkörperspongiosa erhalten. Im vorliegenden Beispiel ist schematisch ein Metalldrehstempel in Verbindung mit Knochenzement dargestellt.

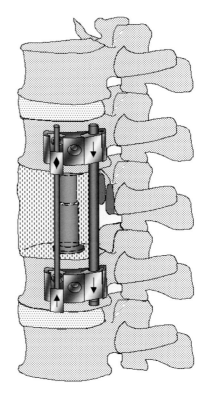

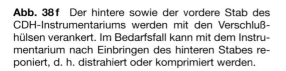

Abb. 38 f Der hintere sowie der vordere Stab des CDH-Instrumentariums werden mit den Verschlußhülsen verankert. Im Bedarfsfall kann mit dem Instrumentarium nach Einbringen des hinteren Stabes reponiert, d. h. distrahiert oder komprimiert werden.

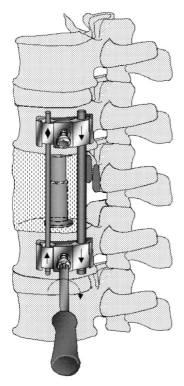

Abb. 38 g In Abbildung 38 g ist das Endergebnis dargestellt. Zur Sicherung der Verschlußhülsen werden zusätzlich versenkbare Schrauben eingefügt.

Kombination mit einem rigiden ventralen Instrumentarium ist eine ausreichende Stabilität gewährleistet. Eine Alternative stellen Titanimplantate dar, die mit autologen Spongiosachips gefüllt wer-

den können. Das ventrale Instrumentarium muß die Stabilität der Wirbelsäule lediglich bis zur knöchernen Integration des Knochentransplantates gewährleisten. Der Zeitraum bis zum Durchbau eines interkorporalen, autologen Knochenspanes kann mit 3–8 Monate angenommen werden (Ashman u. Mitarb. 1988, 1993, Kaneda 1991, Turi u. Mitarb. 1993). Eine Ausnahme stellen mehrsegmentale Spanüberbrückungen z. B. mit einem Fibulatransplantat dar; hier muß von einem längeren Prozeß der knöchernen Konsolidierung ausgegangen werden.

Bei den meisten Wirbelsäulentumoren handelt es sich um Metastasen. Die häufigsten Primärtumoren sind das Mama- und das Prostatakarzinom (Abb. 39). Die operative Therapie maligner Wirbelsäulentumoren stellt in aller Regel eine palliative Behandlung dar. Ausser bei kleinen, streng auf den Wirbelkörper begrenzten , dann aber in der Regel asymptomatischen Tumoren, ist auch über einen ventralen Zugang keine radikale Exstirpation möglich (Rompe u. Mitarb. 1993b, 1994). Auf dem Hintergrund dieser Tatsache und der in aller Regel begrenzten Lebenserwartung der Patienten mit malignen Wirbelsäulentumoren ist die Indikation eines ventralen Eingriffes für jeden Einzelfall kritisch abzuwägen. Im eigenen Krankengut leben nach 2 Jahren etwa 10% der Patienten mit Wirbelsäulenmetastasen (Abb. 40). Die Überlebenswahrscheinlichkeit hängt stark vom Primärtumor ab. Die Prognose ist bei Bronchialkarzinom und Hypernephrom am ungünstigsten (Abb. 41). Das festzulegende Behandlungsspektrum reicht von der Radio- und Chemotherapie über die operative Dekompression bis zur dorsalen oder ventralen Stabilisierung.

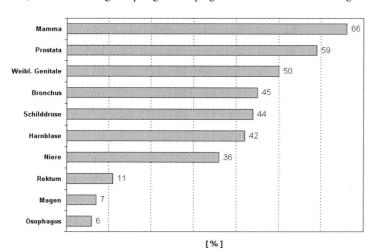

[%]

Abb. 39 Häufigkeitsverteilung der Primärtumoren bei Wirbelsäulenmetastasen.

Abb. 40 Überlebensraten der Patienten des eigenen Krankengutes mit Wirbelsäulenmetastasen unterschiedlicher Primärtumoren.

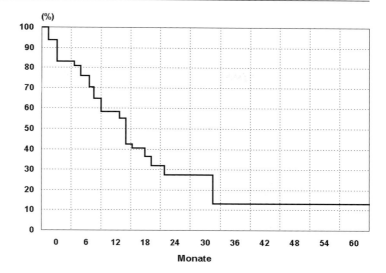

Vorteile des direkten, ventralen Vorgehens stellen die Möglichkeit der effektiven Tumorverkleinerung, Dekompression des Spinalkanals und Rekonstruktion des Wirbelsäulenprofiles durch Einfügen eines Platzhalters dar (Harrington 1988, Kostuik u. Mitarb. 1988, O'Neil u. Mitarb. 1988, Ritschl u. Mitarb. 1989). Bei Verwendung eines winkelstabilen Zweistabimplantates kann über den gleichen Zugang die Wirbelsäule stabilisiert werden. Dies bietet die Möglichkeit der korsettfreien Sofortmobilisierung und ambulanten Weiterbehandlung. Bei Metastasen sollten in der Regel jedoch nur Solitärbefunde behandelt werden. In jedem Fall empfiehlt es sich, ein Kernspintomo-gramm zum Ausschluß weiterer Manifestationen durchzuführen. Daneben gilt es, den Primärtumor zu berücksichtigen. Aufgrund der äusserst ungünstigen Prognose ist auch bei nachgewiesener Einzelmetastase beim Bronchialkarzinom operative Zurückhaltung zu üben.

Bei mehrsegmentalem Befall ist die langstreckige dorsale Stabilisierung zu erwägen. Die alleinige dorsale Dekompression destabilisiert die Wirbelsäule zusätzlich und sollte deshalb vermieden werden (Shibasaki u. Mitarb. 1983).

Die Strahlentherapie ist, in Abhängigkeit der Strahlensensibilität des Tumors, als begleitende oder alleinige Therapieform indiziert. Bei einer tu-

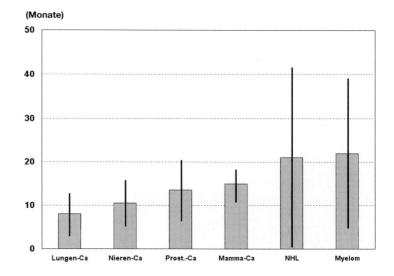

Abb. 41 Postoperative Überlebenszeit der Patienten des eigenen Krankengutes mit unterschiedlichen malignen Wirbelsäulentumoren (NHL = Non Hodgkin Lymphom). Angegeben ist der Median sowie die Spanne in Monaten.

morbedingten Instabilität oder Kompression des Spinalkanales ist jedoch die operative Stabilisierung hinsichtlich Schmerzreduktion und Prävention neurologischer Ausfälle überlegen (Mauck u. Matzen 1994, Krikler u. Mitarb. 1994). Ausnahmsweise können auch multilokuläre Metastasen von ventral instrumentiert werden. Dies ist zum Beispiel dann der Fall, wenn eine dorsale Operation nicht möglich ist (Abb. 42 a–b), oder der Primärtumor über den gleichen ventralen Zugang operiert wird, so daß in einer Sitzung der Primärtumor entfernt und die Wirbelsäule stabilisiert werden kann (Abb. 43 a–b).

4.2.2 Eigene Erfahrungen

33 Patienten wurden aufgrund eines Tumors oder einer tumorartigen Veränderung an der Wirbelsäule operiert. Das Durchschnittsalter der Patienten, 20 Frauen und 13 Männer, betrug 56,6 Jahre (24–70,5 Jahre). In 20 Fällen handelte es sich um Wirbelsäulenmetastasen; bei 13 Patienten lag ein Tumor oder eine tumorartige Veränderung mit primärer Lokalisation an der Wirbelsäule vor (Abb. 44).

Bei 17 Patienten war die Brustwirbelsäule, bei 14 Patienten die Lendenwirbelsäule und bei 2 Patienten waren beide Wirbelsäulenabschnitte betroffen (Abb. 45).

In 30 Fällen war jeweils ein Wirbelkörper und in zwei Fällen 2 Wirbelkörper tumorbefallen. Bei einer Patientin mit fibröser Dysplasie erstreckte sich die Veränderung über 8 Wirbelkörper. Die Indikation zur ventralen Tumorausräumung und Stabilisierung stellte sich in dem vorliegenden Krankengut bei primären, auf die ventralen Abschnitte der Wirbelsäule begrenzten Tumoren (Abb. 46 a–d, Abb. 47 a–b). Eine weitere Indikation waren Solitärmetastasen im Bereich der Wirbelkörper (Abb. 48 a–b). Bei einer Patientin bestanden zwei Wirbelkörpermetastasen (Th11 und L1) bei einem malignen Melanom. Der Primärtumor war auf der Rückenhaut über der Dornfortsatzlinie der unteren Brustwirbelsäule entfernt und anschließend bestrahlt worden; bei problematischen Narbenverhältnissen war eine dorsale, palliative Stabilisierung nicht durchführbar, so daß bei drohenden neurologischen Ausfallserscheinungen die ventrale Tumorreduktion und Stabilisierung erfolgten (s. Abb. 42 a–b).

Operationstechnisch wurde der betreffende Wirbelsäulenabschnitt in der bereits dargestellten Vorgehensweise von ventral freigelegt. Der tumorbefallene Wirbelkörper wurde unter Mitnahme der angrenzenden Bandscheiben möglichst weitgehend entfernt. Nach Resektion der Wirbelkörperhinterkante wurde die ventrale Zirkumferenz der Dura mater dargestellt und, wenn notwendig, dekomprimiert. Der verbliebene Defekt wurde bei 27 Patien-

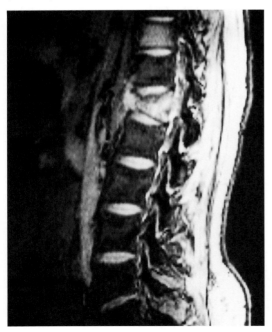

Abb. 42 a MRT in T2-Wichtung der Lendenwirbelsäule, sagittales Profil. Es zeigt sich ein Tumorbefall des 11. Brust- und 1. Lendenwirbels (Metastasen eines malignen Melanoms) bei einer 41jährigen Patientin.

Abb. 42b Röntgenaufnahme des thorako-lumbalen Überganges a.p. und seitlich. Zustand nach Tumorexstirpation, Einfügen von Drehstempeln (nach *Polster*) sowie Palacos und CDH-Instrumentation von Th10 bis L2.

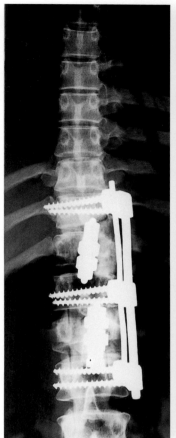
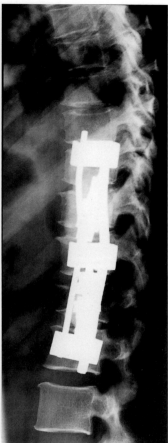

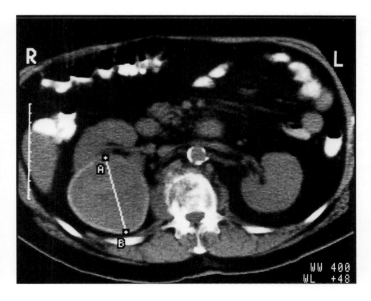

Abb. 43a Computertomographie in Höhe LWK1. Dargestellt ist ein Hypernephrom mit gleichzeitiger Metastasierung in den 1. und 2. Lendenwirbel bei einem 64jährigen Patienten.

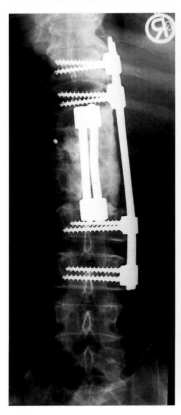 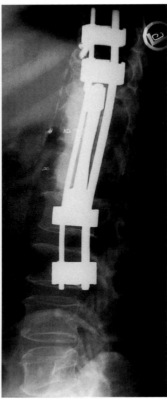

Abb. 43 b Röntgenaufnahme des thorako-lumbalen Überganges in a.p.- und seitlicher Projektion. Zustand nach Vertebrektomie L1 und L2 mit Palacosüberbrückung sowie Einfügen zweier mit Querverbindern konnektierten CD-Stäbe. Zusätzlich CDH-Instrumentation Th10 bis L3. Bei dem Patienten wurde in einer Sitzung eine Tumornephrektomie sowie eine Versorgung der Wirbelsäulenmetastasen vorgenommen.

ten mit einem Wirbelkörperdistanzstück nach Polster (Polster u. Brinckmann 1977, Polster 1984) oder mit zwei untereinander verbundenen CD Stäben in Kombination mit Knochenzement (Methylmetacrylat) überbrückt. Bei 6 Patienten erfolgte die Defektüberbrückung mit autologem Fibulatransplantat bzw. mit Beckenkammspan. Bei monolokulärem Tumor wurden die CDH-Blöcke in den unmittelbar an den tumorbefallenen Bezirk angrenzenden Wirbelkörpern verankert.

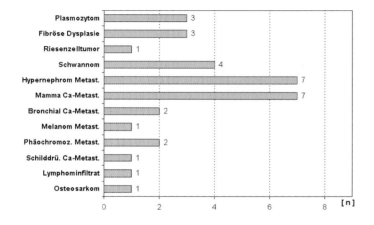

Abb. 44 Histologische Diagnose bei den Patienten mit einem Wirbelsäulentumor (n = 33 Pat.).

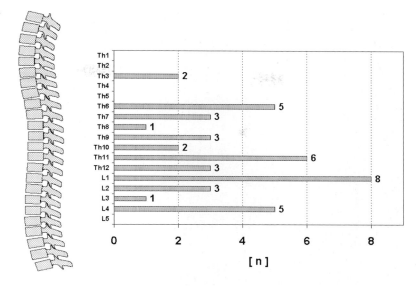

Abb. 45 Lokalisation der Wirbelsäulentumoren (n = 33 Pat.).

Die Patienten wurden unmittelbar postoperativ, spätestens am 4. Tag, miederfrei mobilisiert. Die mittlere stationäre Verweildauer betrug 16,7 Tage (14–22) Tage. In allen Fällen erfolgte eine onkologische Weiterbehandlung ggf. mit lokaler Bestrahlung und systemischer Chemotherapie.

Der mittlere Nachbeobachtungszeitraum der Patienten mit einem Tumor im Bereich der Wirbelsäule beträgt 25 Monate (6–52 Monate). 2 Patienten wiesen vor der Operation neurologische Ausfallserscheinungen auf. Bei einer Patientin mit einer Hypernephrommetastase des zweiten Lendenwirbelkörpers bestand praeoperativ ein inkomplettes sensomotorisches Querschnittssyndrom mit Blasen-Mastdarminkontinenz sowie Gang- und Standunfähigkeit. Postoperativ kam es zu keiner Änderung des neurologischen Befundes. Eine Patientin mit einem Rezidiv eines Schwannoms des 12. Brustwirbels zeigte ebenfalls vor der Operation ein inkomplettes sensomotorisches Querschnittssyndrom, welches sich postoperativ vollständig zurückbildete. Alle Patienten klagten praeoperativ über lokale Wirbelsäulenschmerzen. 8 Patienten nahmen aufgrund dieser Beschwerden regelmäßig Opiate und 12 Patienten steroidfreie Analgetika ein. Nach der Operation kam es bei allen Patienten zu einer subjektiven Schmerzbesserung, wobei zum Zeitpunkt der Nachuntersuchung 7 Patienten angaben, regelmäßig betäubungsmittelfreie Schmerzmittel einzunehmen.

Die Operationsdauer betrug im Median 130 Min. (90–280 Min.) bei einem intraoperativen Blutverlust von 800 ml (300–4000 ml). Als Komplikation trat bei einem 50,7jährigen Patienten mit Plasmozytom des 4. Lendenwirbels eine tiefe Beckenvenenthrombose links auf. Bei einer 60,7jährigen Patientin mit fibröser Dysplasie über 8 Wirbelsäulensegmente kam es postoperativ nach Entfernung der Bülau Drainage zu rezidivierenden Pleuraergüssen, die mehrfach punktiert werden mußten. Bei einer Patientin mit Korporektomie L1 und Spondylodese Th12 bis L2 wurde bei der Kontrolle 6 Monate post Op ein Bruch der caudalen, dorsalen Schraube in L2 festgestellt. Der bisherige Nachbeobachtungszeitraum beträgt bei dieser Patientin 19 Monate, eine Implantatdislokation ist nicht aufgetreten, der Repositionsverlust im sagittalen Profil beträgt 1° und liegt damit im Durchschnitt der Gruppe.

Zur Dokumentation des radiologischen Verlaufes wurde der segmentale Skoliose- und Kyphosewinkel registriert. Lediglich bei einem Patienten mit Plasmozytom L4 zeigte sich praeoperativ eine Abweichung im frontalen Profil mit einer links konvexen Seitverbiegung der LWS (L3–S1) von 4°, die operativ vollständig korrigiert wurde. Bei allen Patienten mit pathologischer Kyphosierung konnte intraoperativ eine Aufrichtung erfolgen.

Die operative Reposition betrug 4° (0–14°). Der Repositionsverlust bis zum Datum der letzten Nachuntersuchung lag bei 1° (0–6°).

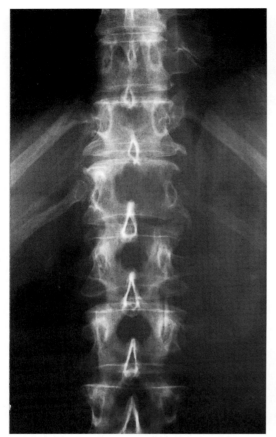 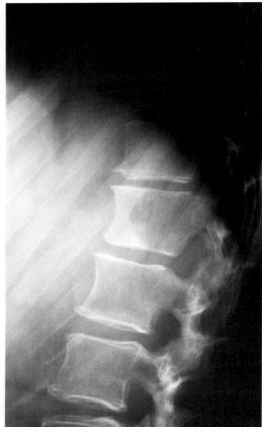

Abb. 46 a Röntgenaufnahme des thorakolumbalen Überganges a.p. und seitlich. Osteolyse Th12 bei einer 56jährigen Patientin. Es handelte sich um ein Schwannom; die Patientin war bereits von dorsal operiert worden. Praeoperativ bestand ein inkomplettes Querschnittssyndrom.In der a.p.-Aufnahme zeigt sich der Defekt nach Hemilaminektomie Th12 links.

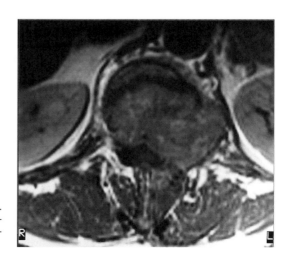

Abb. 46 b Kernspintomogramm in Höhe des 12. Brustwirbels. Es zeigt sich eine ausgedehnte, tumorbedingte Destruktion des Wirbelkörpers mit Verlegung des Spinalkanals.

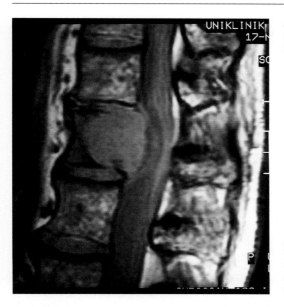

Abb. 46 c MRT, T1 gewichtete Aufnahme. In der Sagittalebene zeigt sich die Ausdehnung der Tumors mit Kompression des Rückenmarks.

Abb. 46 d Röntgenaufnahme 1 Jahr nach ventraler Tumorexstirpation, Einfügen eines Fibulaspanes und CDH-Spondylodese Th11–L1. In der a.p.-Aufnahme stellen sich die Fibulasegmente und die bikortikale Schraubenfixierung dar. ▼

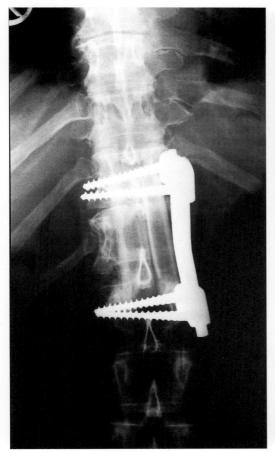

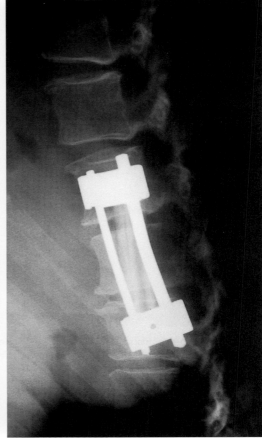

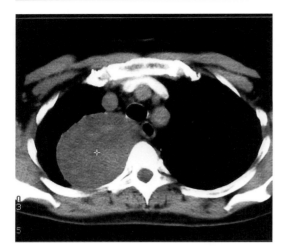

Abb. 47 a Computertomographie in Höhe Th3 bei einer 66jährigen Patientin. Es zeigt sich ein intra- und extraspinal wachsendes Neurinom.

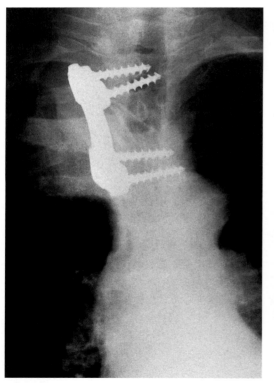 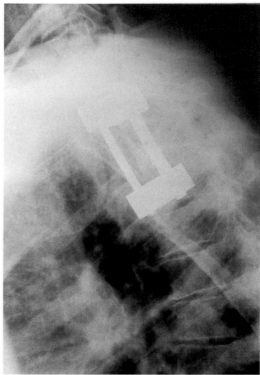

Abb. 47 b Röntgenaufnahme der oberen Brustwirbelsäule im a.p.- und seitlichen Strahlengang. Zustand nach Thorakotomie und Exstirpation des Tumors. CDH-Spondylodese Th2 bis Th4, Defektüberbrückung mit 2 trikortikalen Beckenkammspänen.

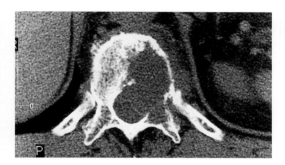

Abb. 48 a Computertomographie in Höhe Th11 bei einem 56jährigen Patienten mit einer Solitärmetastase eines Phäochromozytoms.

Abb. 48 b Röntgenaufnahme des thorako-lumbalen Überganges im a.p.- und seitlichen Strahlengang. 7 Monate nach Tumorexstirpation, Überbrückung mit Palacos und Metalldrehstempel nach *Polster*. ▼

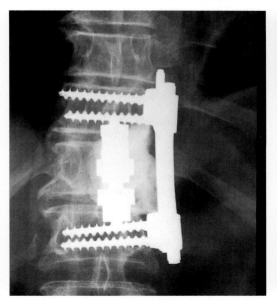

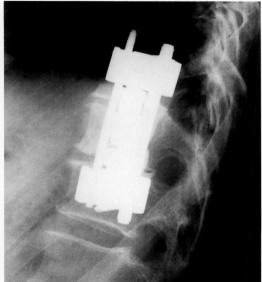

4.3 Spondylodiszitis

CDH	Ventro Fix	LDI

4.3.1 Indikation und operative Technik

Der Begriff Spondylodiszitis bedeutet eine Entzündung des Wirbelkörpers mit angrenzender Bandscheibe. In der Regel geht die Entzündung von einer Wirbelkörperdeck- oder -grundplatte aus, greift auf das bradytrophe Gewebe der Bandscheibe über und erfaßt dann auch den dieser Bandscheibe benachbarten, zunächst von der Entzündung nicht betroffenen, Wirbelkörper. Im Vollbild der Spondylodiszitis sind somit Bandscheibe und Wirbelkörper von der Entzündung befallen. Eine isolierte Entzündung der Bandscheibe oder eine isolierte Entzündung eines Wirbelkörpers sind Raritäten, definitionsgemäß handelt es sich dann um eine Diszitis bzw. um eine Spondylitis. Eine Ausnahme stellen Kinder dar. Aufgrund der im Kleinkindesalter noch teilweise vorhandenen Gefäßversorgung der Bandscheibe gibt es hier die seltene primäre Diszitis ohne Wirbelkörperbeteiligung, die eine Indikation zur konservativen Therapie darstellt.

Die Entzündung betrifft die ventralen Abschnitte der Wirbelsäule; Wirbelbögen und Wirbelbogengelenke werden nicht destruiert. Die typische Deformität der unbehandelten Spondylodiszitis ist aus diesem Grunde die Kyphose.

Die Einteilung der Spondylodiszitis kann nach pathogenetischen Gesichtspunkten, nach der Lokalisation oder dem Grad der radiologisch erkennbaren Destruktion der betroffenen Wirbelsäulenabschnitte vorgenommen werden.

Die Einteilung unter pathogenetischen Gesichtspunkten berücksichtigt den verursachenden Keim. Die weitaus häufigsten Erreger stellen Mycobacterium tuberculosis, Staphylococcus aureus, E. coli und Proteus dar, wobei ein Erregerwandel festzustellen ist. Die Häufigkeit der sogenannten spezifischen Spondylodiszitis tuberculosa nimmt zugunsten der unspezifischen Formen ab. Seltenere Keime sind Streptococcus viridans, Salmonellen, Pseudomonaden oder Brucellen. Raritäten sind die pilz- oder echinokokkeninduzierte Spondylodiszitis oder die Spondylodiszitis im Rahmen der Lues. Bei der unspezifischen Spondylodiszitis ist die Infektionsquelle in bis zu 50% der Fälle nachweisbar; bevorzugter Fokus stellt das Urogenitalsystem dar.

Nach der Lokalisation läßt sich eine Unterteilung der Spondylosiszitis in den Befall der Halswirbelsäule, der Brustwirbelsäule und der Lendenwirbelsäule treffen. Am häufigsten befällt die Entzündung die untere BWS und LWS. Die Halswirbelsäule ist in weniger als 5% der Fälle betroffen. In etwa 10% sind mehrere, in der Regel benachbarte Bewegungssegmente gleichzeitig befallen.

Dem stadienhaften, unbehandelt progredienten Verlauf der Entzündung wird die radiologische Einteilung anhand des Nativröntgenbildes gerecht. Es lassen sich 4 Stadien der Spondylodiszitis unterscheiden (Eysel u. Peters 1997):

Beim Stadium 1 kommt es infolge der Entzündung der Bandscheibe zu einem Druckverlust und zu einer radiologisch darstellbaren Erniedrigung des Zwischenwirbelraumes. Schreitet die Entzündung fort, entwickeln sich Erosionen der angrenzenden Wirbelkörperdeck- und -grundplatten (Stadium 2). Im Stadium 3 der Spondylodiszitis führen die entzündlichen Veränderungen der betroffenen Wirbelkörper zu einer in der Regel kyphotischen

Deformierung der Wirbelsäule, wobei in einigen Fällen auch eine Veränderung im frontalen Wirbelsäulenprofil im Sinne einer skoliotischen Deformität zu beobachten ist. Im Stadium 4 kommt es infolge reaktiver Knochenanbauten zu einer Ankylosierung, d. h. knöchernen Fusion in kyphotischer Fehlstellung, des entzündeten Wirbelsäulenbereiches.

Das Grundprinzip der Therapie der Spondylodiszitis stellt die Ruhigstellung des betroffenen Wirbelsäulenabschnittes und die meist mehrmonatige antibiotische Behandlung, möglichst nach Antibiogramm, dar. Bei der konservativen Behandlung erfolgt der Keimnachweis in der Regel durch eine CT gesteuerte Punktion, bei der operativen Behandlung durch den intraoperativen Abstrich. Wird vor diesem Keimnachweis mit einer Antibiose begonnen, ist das Punktat oder der intraoperative Abstrich häufig steril. Aus diesem Grunde empfiehlt es sich, eine antibiotische Therapie erst nach dem Keimnachweis zu beginnen. Ist der Patient nach der Diagnose einer Spondylodiszitis jedoch in schlechtem Allgemeinzustand, sind die Entzündungswerte sehr hoch oder zeigen sich septische Zeichen, sollte unverzüglich eine breit wirksame Antibiose eingesetzt werden. Hier sollte die Wahrscheinlichkeit der Keimverteilung (s. o.) berücksichtigt werden.

In der Behandlung der Spondylodiszitis konkurrieren prinzipiell operative und konservative Therapieverfahren. Die konservative Behandlung stellt eine etablierte Methode dar. Die Immobilisationsdauer und Art richtet sich nach dem Ausmaß der Destruktion und nach der Lokalisation des Herdes. Bei Befall der HWS und mittleren und oberen BWS können die Patienten auch mit ausgedehnteren Wirbelkörperdefekten rasch mit einer Orthese mobilisiert werden. Ist der thorakolumbale Übergang oder die mittlere Lendenwirbelsäule betroffen sollten die Patienten bei größeren Defekten bis zum radiologisch dokumentierten Beginn einer knöchernen Durchbauungsreaktion, in der Regel mindestens für 6 Wochen, liegend behandelt werden. Die Mobilisierung erfolgt anschließend mit einem reklinierenden stabilen Kunststoffmieder. Ist die Entzündung an der unteren LWS oder dem lumbosakralen Übergang lokalisiert, ist eine suffiziente Miederbehandlung nicht möglich. Hier wird die Liegedauer durch die stabile knöcherne Defektüberbrückung beendet.

Die konservative Behandlung wird im allgemeinen bei langsam protrahiert verlaufenden Infektionen favorisiert, wobei die Stabilität der Wirbelsäule nicht gefährdet wird. Das bedeutet, es dürfen keine höhergradigen Destruktionen vorliegen. Kommt es im Behandlungsverlauf zu einer weiteren Destruktion und ist auch nach Ablauf von 3 Monaten keine knöcherne Fusionsreaktion zu beobachten, empfiehlt sich die operative Stabilisierung.

Probleme der konservativen Behandlung stellen in erster Linie die lange Immobilisationsdauer mit ihren bekannten Risiken, besonders bei älteren Patienten, sowie die unvollständige knöcherne Fusionsrate dar, die mit 50%–83% angegeben wird (Stevenson u. Manning 1962, Medical Research Council Working Party 1985, Rajasekaran u. Mitarb. 1987, Krödel u. Stürz 1989).

Eindeutige Indikationen zur operativen Behandlung einer Spondylodiszitis sind neurologische Ausfallserscheinungen sowie intraspinale Raumforderungen, z. B. in Form eines epiduralen Abszesses. Indiziert ist die Operation weiterhin bei Destruktion der Wirbelkörper mit höhergradigem knöchernen Substanzverlust sowie in diagnostisch unklaren Fällen, wenn ein Tumorausschluß weder mit bildgebenden Verfahren noch bioptisch sicher gelingt. Hierbei ist anzumerken, daß der Erregernachweis nach percutaner Punktion des Herdes nur in 27–65% der Patienten positiv ist (Enderle u. Mitarb. 1981, Ernst 1984, Kemp u. Mitarb. 1973, Lücke u. Mitarb. 1988, Peters u. Mitarb. 1992, Scholl u. Dolanc 1981), die histologische Sicherung der Diagnose ist nach Literaturangaben lediglich in 55–89% der Fälle möglich (Krödel u. Stürz 1989, Lücke u. Mitarb. 1988, Peters u. Mitarb. 1992). Die Vorteile der operativen Therapie sind in erster Linie die schnellere Ausheilung der Entzündung nach Entfernung des Fokus und die Möglichkeit der Defektüberbrückung mit Knochenspänen. Die Operation bietet weiterhin die Möglichkeit, eine deformierte Wirbelsäule zu reponieren, den Spinalkanal zu eröffnen, prävertebrale Abszesse zu drainieren sowie, bei Verwendung eines primärstabilen Implantates, die Patienten rasch zu mobilisieren.

Seit den Arbeiten von Hodgson u. Stock (1960) gilt die ventrale Herdausräumung mit anschließender autologer Spanverblockung als operatives Standardverfahren. Die Autoren konnten zeigen, daß das ventrale Vorgehen der posterolateralen Fusion oder der anterolateralen Herdsanierung und posterolateralen Spongiosaplastik hinsichtlich der Fusionsrate deutlich überlegen ist. Bei der ventralen Infektsanierung und Defektüberbrückung mit autologem Beckenkammspan wird die Rate der knöchernen Fusion mit 94–100% angegeben, wobei jedoch eine in der Regel mehrmonatige Bettruhe und anschließende Miederbehandlung notwendig sind (Martin 1970, Kemp u. Mitarb. 1973,

Brussatis u. Mitarb. 1983, Heine u. Mitarb. 1983, Dufek u. Mitarb. 1987, Krödel u. Stürz 1989, Kienapfel u. Mitarb. 1994).

Bei der Notwendigkeit zur längerstreckigen ventralen Fusion mit der Verwendung entsprechend langer Knochenspäne steigt die Rate der Spandislokation mit der anschließenden Entwicklung einer Kyphose (Kemp u. Mitarb. 1973, Lifeso u. Mitarb. 1985, Oga u. Mitarb. 1993). Zur Vermeidung dieser Komplikation und zur früheren Mobilisation der Patienten besteht die Möglichkeit einer zusätzlichen dorsalen Instrumentation. Die segmentale Nachkyphosierung wird bei dieser Methode mit 0–3° angegeben bei einer Rate der knöchernen Fusion von 100% (Oga u. Mitarb. 1993, Eysel u. Mitarb. 1994b). Nachteile sind ein zweiter dorsaler Eingriff sowie, bei Verwendung von hakenverankerten Implantaten, die Fusion gesunder Bewegungssegmente.

Zur Vermeidung dieses zweiten dorsalen Eingriffes besteht die Möglichkeit der direkten intralaesionalen Implantatverankerung, d. h. der Instrumentation ventral im Bereich des Entzündungsherdes. Bei Implantation eines Fremdkörpers in entzündetes Gewebe kommt es zu einer Keimbesiedelung der Metalloberfläche (Oga u. Mitarb. 1988). Ein so besiedeltes Implantat kann als bakterieller Focus eine Entzündung unterhalten (Gristina u. Costerton 1985, Gristina u. Mitarb. 1985). Bei gut durchblutetem Implantatbett wie im Bereich der Wirbelkörperspongiosa und radikaler Entfernung des nekrotischen, keimbesiedelten Gewebes vor der Fremdkörperimplantation kann dieser Prozeß bei intakter körpereigener Abwehr verhindert werden (Eysel u. Mitarb. 1997, Oga u. Mitarb. 1993).

Im eigenen Krankengut kam es trotz intralaesionaler Instrumentation bei allen Patienten auch nach Absetzen der Antibiotikabehandlung zu einer Normalisierung der Entzündungsparameter; ein Rezidiv wurde bisher nicht registriert. Ein wichtiger Vorteil der gleichzeitigen primärstabilen Instrumentation nach Infektsanierung und Knochenspanimplantation stellt, im Gegensatz zur Operation ohne Instrumentation oder zur konservativen Behandlung, die rasche orthesenfreie Mobilisierung der Patienten dar (Hellinger 1990). Bedeutsam ist ebenfalls der Verzicht auf einen zusätzlichen dorsalen Eingriff und die Verkürzung der Fusionsstrecke durch die Anwendung einer winkelstabilen Instrumentation.

In der Regel kann die Instrumentation auf das betroffene Segment beschränkt werden. Zunächst werden die Bandscheibe und die angrenzenden ne-

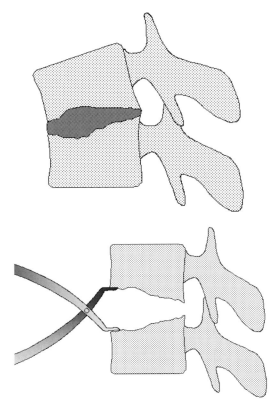

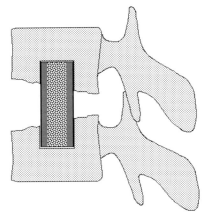

Abb. 50 Mit einem Meisel werden Nuten in die benachbarten Wirbel eingebracht, in die der bikortikale Knochenspan verankert wird.

Abb. 49 Schematische Darstellung einer Spondylodiszitis im Bereich der Lendenwirbelsäule. Nach Entfernung der entzündlich-nekrotischen Wirbelkörper- und Bandscheibenanteile wird die Defektstrecke distrahiert.

krotischen Wirbelkörperabschnitte entfernt und der Spinalkanal wird von vorne eröffnet. Hierbei ist, besonders bei einer länger dauernden Entzündung, auf Verwachsungen mit den umgebenden Gefäßen zu achten. Anschließend wird, z. B. mit Hilfe einer Knochenspreizzange, die Defektstrecke distrahiert und damit die Wirbelsäule reponiert (Abb. 49). In die verbliebenen Wirbelkörperanteile wird eine Nut zur Aufnahme des Knochenspanes eingebracht. Dies verhindert eine spätere Dislokation. Der Span wird eingefügt und die Distraktionszange wird entfernt (Abb. 50). Das Instrumentarium wird in dem verbliebenen Wirbelkörperanteil bikortikal verankert. Falls notwendig kann der Knochenspan mit dem Instrumentarium komprimiert werden (Abb. 51). Bei ausgedehntem knöchernen Defekt sollte eine Korporektomie vorgenommen werden um das Instrumentarium ausrei-

chend fest in den benachbarten Wirbelkörpern verankern zu können. Der Defekt wird ebenfalls möglichst mit einem soliden Knochenspan überbrückt, wobei die angrenzenden Wirbelkörperdeck- und grundplatten angefrischt werden sollten. Im Kontaktbereich Span-Wirbelkörper sollte zur Verhinderung einer späteren Dislokation jeweils eine Nut zur Aufnahme des Spanes eingebracht werden.

4.3.2 Eigene Erfahrungen

Insgesamt wurden 36 Patienten mit einer Spondylodiscitis operiert. Es handelte sich um 19 Frauen und 17 Männer. Die Patienten waren zum Zeitpunkt der Operation zwischen 12,6 und 76 Jahre alt, mit einem Mittelwert von 52,2 Jahren. Betroffen waren in 27 Fällen 1 Wirbelsäulensegment, in 6 Fällen zwei und in 3 Fällen 3 Bewegungssegmente. Die Lokalisation der von der Entzündung erfaßten Wirbelkörper befand sich 36mal im Bereich der Brustwirbelsäuleund und 45mal an der Lendenwirbelsäule (Abb. 52).

Operativ wurde in oben geschilderter Weise der betroffene Wirbelsäulenabschnitt von ventral dargestellt, das entzündlich veränderte Gewebe wurde entfernt und bei vorliegender kyphotischer Deformität erfolgte die Korrektur. Zur Defektüberbrückung wurden in allen Fällen autologe Knochenspäne, teilweise in Kombination mit homologem Knochen, eingefügt. Anschließend wurde das CDH-Instrumentarium implantiert. In der Regel wurde segmentbezogen instrumentiert, d. h. die

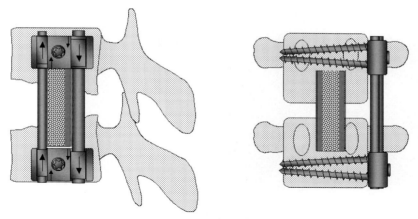

Abb. 51 Instrumentation am Beispiel des CDH-Systemes. Das Implantat ist in den noch intakten Wirbelkörperanteilen verankert.

Blöcke wurden in den an die entzündete Bandscheibe angrenzenden Wirbelkörpern verankert. Die mittlere Fusionsstrecke betrug 1,3 Bewegungssegmente (Abb. 53 a–b, Abb. 54 a–c).

Intraoperativ konnte in 29 Fällen ein Erregernachweiß erfolgen; bei 7 Patienten wurde im intraoperativen Abstrich kein Keim nachgewiesen. Die häufigsten Keime waren Tuberkelbakterien und Staphylokokken (Abb. 55).

Die Tuberkulosepatienten wurden mindestens ein Jahr, alle anderen Patienten bis zwei Monate nach Normalisierung der laborchemischen Ent-

zündungsparameter (Leukozyten, BSG, CRP) entsprechend der Austestung antibiotisch behandelt. Die Patienten wurden durchschnittlich am 3. postoperativen Tag mobilisiert, lediglich bei einer 13jährigen Patientin mit einer Spondylitis tuberculosa, Destruktion des thorakolumbalen Überganges und ausgedehnter entzündlicher Infiltration der HWS, BWS und LWS wurde nach bisegmentaler Instrumentation Th11–L1 eine 5wöchige Liegedauer bis zum Ausheilen der nichtdestruierten und nichtfusionierten Wirbelsäulenabschnitte notwendig (Abb. 56 a–c).

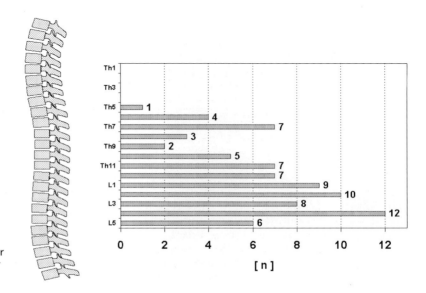

Abb. 52 Lokalisation der betroffenen Wirbelkörper (n = 36 Pat.).

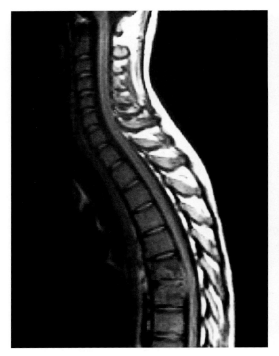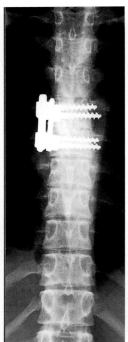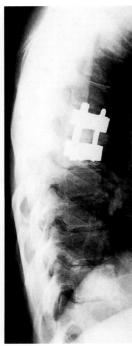

Abb. 53a MRT in sagittaler Schnittführung der Hals- und Brustwirbelsäule bei einer 21jährigen Patientin mit eitriger Spondylodiszitis und epiduralem Abszeß in Höhe Th6/7. Klinisch zeigte sich bei der Patientin ein beginnendes sensomotorisches Querschnittssyndrom.

Abb. 53b Röntgenaufnahme der Brustwirbelsäule im a.p.- und seitlichen Strahlengang nach ventraler Entfernung des Entzündungsherdes, Eröffnung des Spinalkanales und Fusion mit autologem Beckenkammspan sowie CDH-Instrumentarium Th6/7.

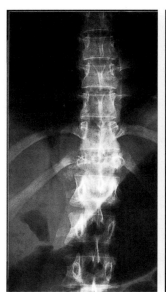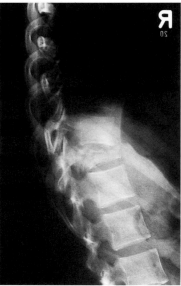

Abb. 54a Röntgenaufnahme des thorakolumbalen Überganges a.p. und seitlich einer 34jährigen Patientin. Spondylitis Th11 und Th12 mit inkomplettem sensomotorischem Querschnittssyndrom. Kyphosierung des thorakolumbalen Überganges und Höhenminderung Th12 mit verbreitertem paravertebralem Weichteilschatten.

Abb. 54 b MRT, T2 gewichtete Aufnahme. Hochgradige Spinalkanalstenose durch ein Knochenfragment sowie ausgedehnter praevertebraler Abszeß.

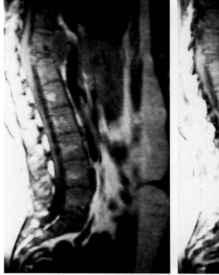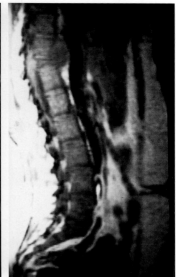

Abb. 54 c Röntgenaufnahme 6 Monate nach CDH-Spondylodese Th10–L1 und Interposition von Fibula- und Rippensegmenten. Die neurologischen Ausfälle bildeten sich vollständig zurück.

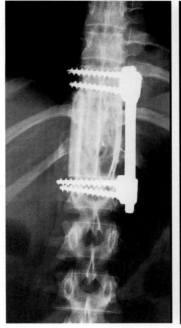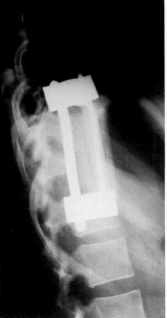

Die stationäre Behandlungsdauer bei den Patienten mit einer Spondylodiszitis betrug zwischen 13 und 44 Tagen, im Mittel 20 Tage. Die Nachbehandlung erfolgte bei allen Patienten miederfrei.

Der durchschnittliche Nachbeobachtungszeitraum betrug 29 Monate (8–54 Monate). Bei allen untersuchten Patienten kam es zu einer Normalisierung der laborchemischen Entzündungsparameter, auch nach Absetzen der Antibiotika. Eine knöcherne Fusion der Spondylodese konnte bei allen Patienten beobachtet werden.

Der intraoperative Blutverlust betrug im Median 500 ml (300–3000 ml). Die Operationszeit lag bei

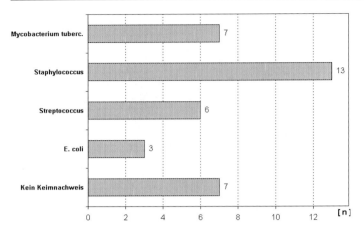

Abb. 55 Intraoperativ nachgewiesenes Keimspektrum (n = 36 Pat.).

130 Min. mit einer Spanne zwischen 70 und 285 Min.

Zwei Patienten wiesen praeoperativ neurologische Ausfallserscheinungen im Sinne einer thorakalen Myelopathie auf. In beiden Fällen wurden eine spastische Tonuserhöhung mit Steigerung der Muskeleigenreflexe an den Beinen sowie eine Störung der Tiefensensibilität beobachtet. Einmal handelte es sich um einen 68,9jährigen Patienten mit einer Spondylitis tuberculosa Th6/7, zum anderen um eine 34,4jährige Patientin mit einer unspezifischen Spondylodiscitis Th11/12. In beiden Fällen kam es postoperativ zu einer vollständigen Rückbildung der Ausfälle. Bei zwei Patienten mit einer Entzündung des Segmentes L4/L5 fanden sich vor der Operation radikuläre Schmerzen mit Ausstrahlung in das L5 Dermatom rechts, die in beiden Fällen zum Zeitpunkt der Nachuntersuchung, 25 und 28 Monate nach der Operation, nicht mehr nachweisbar waren. Bei allen Patienten bestanden praeoperativ lokale Schmerzen des betroffenen Wirbelsäulenabschnittes. Zum letzten Nachuntersuchungszeitpunkt berichteten 28 der 36 Patienten über völlige Beschwerdefreiheit von Seiten der Wirbelsäule; 7 Patienten äußerten gelegentliche lokale Schmerzen des fusionierten Wirbelsäulenabschnittes, wobei weder eine regelmäßige Schmerzmitteleinnahme noch eine Beeinträchtigung der Arbeitsfähigkeit vorlag. Ein Patient klagte über schmerzhafte Mißempfindungen im Verlauf der Thorakotomienarbe über der siebten Rippe links, die auch 2 Jahre nach der Operation noch persistieren und eine regelmäßige Analgetikaeinnahme bedingen.

An Komplikationen wurde bei 1 Patienten ein oberflächlicher Wundinfekt beobachtet, der nach lokaler, konservativer Behandlung abheilte. Bei 2 Patienten kam es postoperativ zu einer Parese des M. quadrizeps femoris bei Spondylodese des Segmentes L4/L5 jeweils links, der Seite des Zuganges entsprechend. Begleitend bestand eine Hypaesthesie auf der linken Oberschenkelvorderseite. Die Ursache liegt möglicherweise in einem hakenbedingten Druckschaden der L4 Wurzel während der Operation. In einem Fall bildeten sich die Lähmung sowie die Gefühlsstörung im Verlaufe von 3 Monaten vollständig zurück; bei dem zweiten Patienten waren die Ausfälle auch bei der letzten Nachuntersuchung, 24 Monate postoperativ, unverändert nachweisbar. Bei einem Patienten mit einer unspezifischen Spondylodiscitis L2/3 und monosegmentaler Spondylodese wurde bei der Nachuntersuchung, 6 Monate postoperativ, der Bruch der unteren, dorsal gelegenen Schraube festgestellt. Eine Implantatdislokation trat im bisherigen Verlauf nicht auf. Bei der letzten Kontrolle nach 18 Monaten lag der Repositionsverlust mit 1° bei einer intraoperativen Korrektur von 8° unter dem Durchschnittswert der anderen Patienten mit einer Spondylodiscitis.

Zur Dokumentation des radiologischen Verlaufes wurden der Kyphose-, und, bei Abweichungen im frontalen Profil, der Skoliosewinkel des betroffenen Wirbelsäulensegmentes bestimmt. Aufgrund der unterschiedlichen Krümmungsverhältnisse der Wirbelsäule im sagittalen Profil, mit einer physiologischen Kyphose der BWS, Lordose der LWS und dem Wechsel zwischen beiden Schwingungen am thorakolumbalen Übergang, sind die Absolutwerte der Kyphosewinkel nicht miteinander vergleichbar.

In allen Fällen einer pathologischen Kyphosierung des betroffenen Segmentes kam es intraoperativ zu einer Aufrichtung. Die Korrektur betrug im

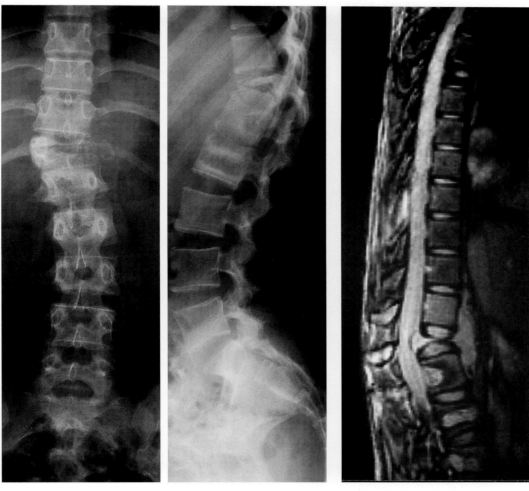

a

b

Abb. 56 a Röntgenaufnahme der unteren Brust- und Lendenwirbelsäule einer 13jährigen Patientin mit Spondylitis tuberculosa im a.p.- und seitlichen Strahlengang. Knöcherne Destruktion vorwieglich des 12. Brustwirbels mit Kyphosierung und skoliotischer Seitverbiegung.

Abb. 56 b MRT der Brust- und Lendenwirbelsäule T2-Wichtung in sagittaler Schicht. Es zeigen sich multiple Entzündungsherde im Bereich sämtlicher Wirbelkörper. In Höhe des 12. Brustwirbels kommt ein intraspinaler und prävertebraler Abszeß zur Darstellung.

Median 10° (0–36°) bei einem Repositionsverlust bis zum Datum der letzten Nachuntersuchung von 2° (0–9°). Bei 4 Patienten führte die entzündliche Wirbelkörperdestruktion zu einer zusätzlichen Abweichung im frontalen Profil. Praeoperativ ergab sich ein Skoliosewinkel von 12° (4–16°), der auf 6° (0–8°) korrigiert werden konnte. Der Repositionsverlust bis zum Zeitpunkt der Nachuntersuchung betrug 0,5° (0–2°).

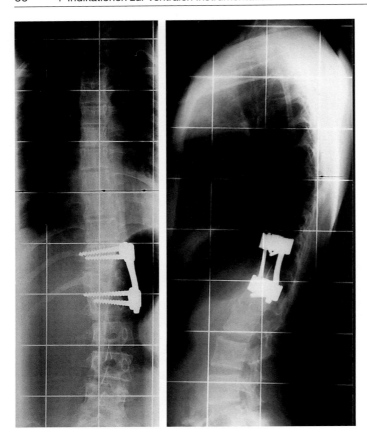

Abb. 56 c   Wirbelsäulenganzaufnahme im a.p.- und seitlichen Strahlengang 10 Monate postoperativ. Zustand nach ventraler Ausräumung des spondylitischen Herdes Th12 und Fusion mit autologem Beckenkammspan sowie 5wöchiger postoperativer Liegedauer und anschließender Korsettmobilisation. Vollständige Aufrichtung der Wirbelsäule im a.p.- und seitlichen Profil.

4.4 Skoliose

ISOLA	BWM	CDH	KANEDA	MADS
SLOT H-R	TSRH	USIS		

4.4.1 Indikation und operative Technik

Die operative Korrektur und Instrumentation einer Skoliose ist prinzipiell von dorsal und ventral oder kombiniert möglich. Das ventrale Vorgehen hat den Vorteil der einfacheren Mobilisation der Krümmung durch Dissektion der Bandscheiben und der gegenüber dorsalen Verfahren besseren Derotationsmöglichkeit. Nachteile sind ein erhöhtes Operationstrauma, die einzeitige Instrumentation nur einer Krümmung auch bei doppelbogigen

Skoliosen und, zumindest bei ventralen Zweistabverfahren, die untere Grenze der Instrumentation bei L4, in Ausnahmefällen L5. Eine eindeutige Indikationsstellung zugunsten ventraler oder dorsaler Verfahren ist nur in seltenen Ausnahmefällen möglich. Zur Auswahl einer Methode sollten neben den eigenen technischen Möglichkeiten die Leistungsfähigkeit der unterschiedlichen Systeme betrachtet werden. Im folgenden werden aus diesem Grunde die Korrekturergebnisse der unterschiedlichen Verfahren für das frontale und sagittale Profil sowie für die Rotation dargestellt.

Der Korrekturgewinn des am meisten etablierten Verfahrens, nämlich der dorsalen Harrington-Instrumentation wird bei idiopathischen Skoliosen zwischen 41% und 63% bei einem mittleren Ausgangswinkel zwischen 52° und 68° angegeben (Gaines u. Leatherman 1981, Aaro u. Dahlborn 1982, Michel u. Lalain 1985, Nagata u. Mitarb. 1991). Bei der CD Spondylodese werden Korrekturergebnisse zwischen 58% und 65% bei Ausgangswinkeln zwischen 47° und 63° berichtet (Akbarnia 1986, Bitan u. Mitarb. 1986, Chopin 1987, Domanic 1991, Hopf u. Mitarb. 1994b).

Giehl u. Mitarb. (1989) berichten bei den ersten 215 Patienten mit idiopathischer Skoliose, die mit dem VDS-Instrumentarium an dem Deutschen Skoliosezentrum in Bad Wildungen operiert wurden, von einer Korrektur je nach Lokalisation zwischen 62 und 67% bei Ausgangswinkeln zwischen 59 und 72°. Entsprechend einer Literaturübersicht bei 254 Patienten mit alleiniger ventraler VDS-Instrumentation ergibt sich eine durchschnittliche Korrektur der instrumentierten Hauptkrümmung von 71% und der oberen Nebenkrümmung von 41% (Moskowitz u. Tromannhauser 1993).

Eine Gefahr, insbesondere der VDS-Instrumentation, stellt die Überkorrektur der thorakolumbalen oder lumbalen Hauptkrümmung bei rigider oberer Nebenkrümmung und entsprechender Dekompensation der Wirbelsäule dar. Dieses Phänomen wird in bis zu 30% der Fälle beschrieben (Mason u. Mitarb. 1990, Suk u. Mitarb. 1994). Materialbrüche mit der Entwicklung einer Pseudarthrose werden in 9–23% der Fälle berichtet (Moe u. Mitarb. 1983, Hammerberg u. Mitarb. 1988, Kostuik u. Mitarb. 1989, Gupta u. Mitarb. 1993, Puno u. Mitarb. 1994). Der Korrekturverlust wird bei der VDS-Instrumentation mit 6% bis 25% angegeben (Moe u. Mitarb. 1983, Puno u. Mitarb. 1989, Wojcik u. Mitarb. 1990, Lowe u. Peters 1993, Moskowitz u. Tromannhauser 1993, Suk u. Mitarb. 1994).

Für das ventrale TSRH-Instrumentarium liegen noch wenige Erfahrungen vor. Turi u. Mitarb. (1993) berichten bei 14 Patienten mit idiopathischen Thorakolumbal- und Lumbalskoliosen mit einem Ausgangswinkel von durchschnittlich 56° von einer Korrektur von 76% und einem Repositionsverlust von 9% über im Mittel 17,6 Monate. In allen Fällen wurde nach 8 Monaten ein knöcherner Durchbau der Spondylodese beobachtet. Johnston II (1993) findet bei 18 Patienten mit idiopathischer Skoliose einen mittleren Ausgangswinkel von 52,2° und eine Korrektur von 73,5%. Beobachtet wurden 2 Schrauben-Stab Dislokationen ohne Korrekturverlust. Bei einer Pseudarthrose mußte zusätzlich dorsal instrumentiert werden. Im eigenen Krankengut (s. u.) wurde mit dem CDH Instrumentarium bei einem mittleren Ausgangswinkel von 75° eine Korrektur von 42% gefunden. Eine Dekompensation der Wirbelsäule infolge Überkorrektur wurde nicht beobachtet. Der Ausgangswinkel und die Korrektur sind abhängig von der Ätiologie der Skoliose. Bei den idiopathischen Skolio-

sen findet sich ein Ausgangswinkel von 57° bei einer Korrektur von 62%, bei den Patienten mit Myelomeningocele beträgt der Ausgangswinkel 89° und die Korrektur 54%, bei den restlichen neuromuskulären Skoliosen 81° mit einer Korrektur von 46% und bei den bereits voroperierten Patienten liegt der Ausgangswinkel mit 52° am niedrigsten mit gleichfalls geringer Korrektur von 30%. Der Korrekturverlust aller Skoliosen betrug im frontalen Profil bis zur letzten Nachuntersuchung im Median 2,7%.

Die dorsale Harrington-Spondylodese führt zu einer Abflachung des sagittalen Wirbelsäulenprofiles (Bridwell u. Mitarb. 1990, Halm u. Mitarb. 1994), während dorsale mehrsegmentale Verfahren, wie z. B. das CD-Instrumentarium, eine dreidimensionale Korrektur, auch des sagittalen Profiles, erlauben (Krismer u. Mitarb. 1992, Halm u. Mitarb. 1994, Hopf u. Mitarb. 1994c). In den bisher vorliegenden klinischen Ergebnissen zur ventralen Skoliosekorrektur zeigt sich sowohl bei dem Dwyer-Verfahren (Dwyer 1973, Hall 1977, Zielke 1989, Puno u. Mitarb. 1994) als auch bei VDS (Zielke 1982, Lowe u. Peters 1993, Moskowitz u. Tromannhausen 1993, Puno u. Mitarb. 1989, 1994, Suk u. Mitarb. 1994) ein kyphosierender Effekt auf den instrumentierten Wirbelsäulenabschnitt. Dieser Effekt ist bei den geschilderten Verfahren systemimmanent, da eine Kompression und Verkürzung der Wirbelsäule ventral des Drehpunktes (Ante-/Retroflexion) zwangsläufig zu einer Kyphose führt. Dieser Effekt kann zwar durch Einfügen von Knochenspänen in die Zwischenwirbelräume und durch möglichst dorsale Fixierung der Schraube am Scheitelwirbel reduziert, wie die klinischen Ergebnisse zeigen, jedoch nicht ausgeschaltet werden. Das ventrale TSRH-Instrumentarium soll durch einen dickeren, rigiden Stab im Vergleich zu VDS eine geringere Rate von Implantatversagen und durch intraoperative Rotation des Stabes eine Lordosierung im Bereich der Lendenwirbelsäule bewirken (Puno u. Mitarb. 1994). Im Rahmen einer ersten klinischen Untersuchung bei 14 instrumentierten Lumbalskoliosen konnte das sagittale Profil jedoch nur unwesentlich beeinflußt werden; es wurde eine durchschnittliche Verringerung der Lordose zwischen L1 und S1 von 1° gemessen (Turi u. Mitarb. 1993). Johnston II (1993) fand bei 18 Patienten mit idiopathischer Thorakolumbal- oder Lumbalskoliose eine Kyphosierung der instrumentierten Segmente von durchschnittlich 3,5°. Erst durch die Verwendung ventraler Zweistabsysteme ist eine physiologische Beeinflussung des sagittalen Profiles sicher möglich. Im eigenen Kran-

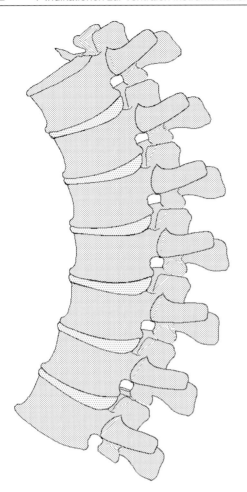

Abb. 57 a Die Abbildung zeigt schematisch einen Wirbelsäulenabschnitt in der Aufsicht von links. Es handelt sich um eine linkskonvexe Lumbalskoliose mit einem Scheitelwirbel L2.

Abb. 57 b Nach Exposition der Wirbelsäule und Ligatur der Segmentalgefäße wird an den Endwirbeln der geplanten Instrumentation je ein Wirbelblock mit zwei Schrauben fixiert.

kengut der CDH instrumentierten Patienten (s. u.) zeigte es sich, daß bei normalen Verhältnissen das Profil nur unwesentlich verändert wurde. Lagen jedoch pathologische Verhältnisse vor, konnte die jeweilige Krümmung positiv beeinflußt werden.

Bei den Patienten mit einer erheblich verminderten Kyphosierung, im Median 6,5°, der Brustwirbelsäule erfolgte eine Korrektur auf 12°; bei der Gruppe mit einer verstärkten Kyphose (76°) wurde auf 39° korrigiert. Bei Patienten mit einer Hypolordose der Lendenwirbelsäule, der praeoperative Lordosewinkel beträgt in dieser Gruppe –0,5°, konnte eine Lordosierung auf postoperativ 29° erreicht werden. Bei Patienten mit einer Hyperlor-

dose beträgt der Ausgangswinkel 75° bei einem postoperativen Winkel von 60°.

Die gute, den dorsalen Verfahren zur Skoliosekorrektur überlegene, Derotationsfähigkeit des VDS-Instrumentariums ist bekannt; sie wird zwischen 40% und 57% angegeben (Zielke 1982, Nagelberg u. Mitarb. 1985, Kaneda u. Mitarb. 1986, Zielke 1989, Giehl u. Mitarb. 1989, Moskowitz u. Tromannhausen 1993, Suk u. Mitarb. 1994). Mit dem TSRH-System zeigt sich eine Derotation des Scheitelwirbels zwischen 42% und 49% (Johnston II 1993, Turi u. Mitarb. 1993). Die Derotation des Scheitelwirbels der ventral mit dem CDH-System instrumentierten Krümmung lag im eigenen Krankengut (s. u.) in Bezug zur Körpermittellinie bei 33% und in Bezug zur Sagittalebene bei 37%.

Der Vorteil der ventralen Doppelstabinstrumentation einer Skoliose ist die dreidimensionale Krümmungskorrektur durch die mögliche Kombination von Kompressions-, Distraktions- und Rotationskräften. Durch die stabile, segmentale Verankerung mit zusätzlichem Querzugprinzip ist im Gegensatz zur ventralen Einstabspondylodese eine orthesenfreie Mobilisierung der Patienten möglich. Dabei kann bei der ventralen Korrektur thorakolumbaler oder lumbaler Skoliosen im Vergleich zur dorsalen Instrumentation im günstigen Fall ein kaudales Bewegungssegment eingespart werden (Halm 1994), da nur jene Wirbel fusioniert werden müssen, die Anteil an der strukturellen Krümmung haben (Puno u. Mitarb. 1994). Durch die dreidimensionale Korrektur ist nicht nur eine Derotation und frontale Krümmungskorrektur, sondern auch eine sichere Rekonstruktion des sagittalen Wirbelsäulenprofiles möglich. Eines der vordringlichsten Probleme nach der Instrumentation einer thorakolumbalen oder lumbalen Skoliose sind chronische lumbalgieforme Beschwerden. Bei einer Fusion unterhalb L3 ist im Langzeitverlauf bei der Mehrheit der Patienten mit solchen Beschwerden zu rechnen (Cochran u. Mitarb. 1983). Nach einer Untersuchung von Thompson u. Renshaw (1989) ist davon auszugehen, daß eine verminderte Lordose des Fusionsbezirkes zu einer kompensatorischen Hyperlordose der verbleibenden Bewegungssegmente mit Begünstigung einer Bandscheibendegeneration und Vertebralgelenkarthrose führt. Damit scheint die Annahme von Puno u. Mitarb. (1994) zuzutreffen, daß die Einsparung kaudaler Bewegungssegmente und die Lordosierung der Lendenwirbelsäule den entscheidenden Beitrag zur Verminderung späterer Beschwerden leistet. Eine endgültige Bestätigung dieser Überlegungen bleibt jedoch Langzeituntersuchungen vorbehalten.

Die Technik der ventralen Doppelstabinstrumentation soll im folgenden exemplarisch mit dem CDH System bei einer Lumbalskoliose dargestellt werden (Abb. 57 a–l).

4.4.2 Eigene Erfahrungen

Eine Skolioseoperation mit dem CDH-Instrumentarium wurde mittlerweile bei über 80 Patienten vorgenommen. Da bei Skoliosen eine Verlaufsaussage erst nach einem längeren Nachbeobachtungszeitraum möglich ist, wird im folgenden nur über jene 41 Patienten berichtet, deren Operation zum

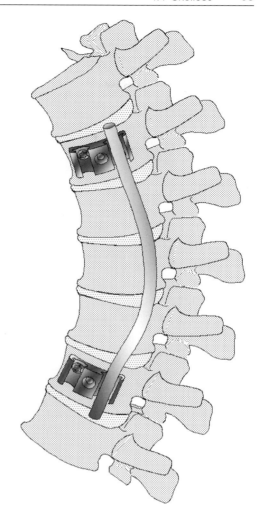

Abb. 57 c Diese Blöcke werden dabei ca. 0,5 cm weiter ventral verankert, als später die Blöcke im Scheitelbereich der Krümmung.
Die Verlaufsrichtung der hinteren Schraube weist einen Winkel von 10° nach ventral auf, die der vorderen Schraube einen Winkel von 5° nach dorsal. Die Schraubenlöcher werden mit einem Bohrer von 3,2 mm Durchmesser vorgebohrt, wobei die Gegenkortikalis des Wirbelkörpers perforiert wird. Die Schraubenlänge wird mit einem Tiefenmesser bestimmt und entspricht der Länge des Bohrkanales, so daß die gegenüberliegende Kortikalis von mindestens einem Gewindegang erfaßt wird. Der dorsale 6 mm Längsstab wird entsprechend der Krümmung der Skoliose gebogen, wobei er im Krümmungsscheitel weiter dorsal zu liegen kommt und am oberen Ende eine leichte Gegenkrümmung erhält, die am thorakolumbalen Übergang den späteren Umschwung der Lordose in die Kyphose einleitet.

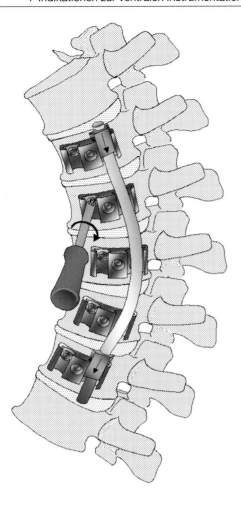

Abb. 57 d Der dorsale Stab wird an seinen Enden mit den Verschlußhülsen temporär befestigt, die restlichen Wirbelblöcke werden positioniert und mit der ventralen Schraube verankert.

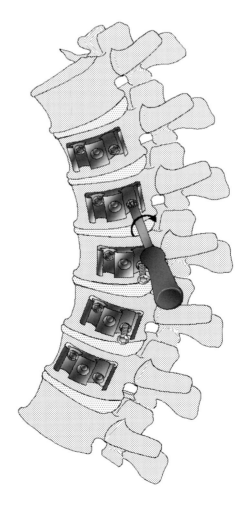

Abb. 57 e Der dorsale Stab wird nun entfernt und die dazwischenliegenden Blöcke werden mit der dorsalen Schraube endgültig fixiert.

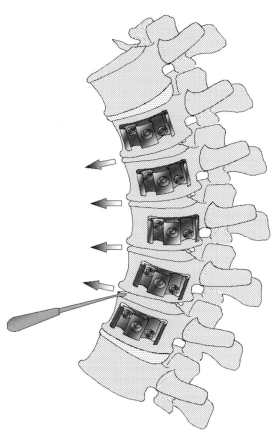

Abb. 57 f Anschließend werden die Bandscheiben im Bereich der Spondylodesenstrecke reseziert sowie die Wirbelkörpergrund- und deckplatten angefrischt.

◄

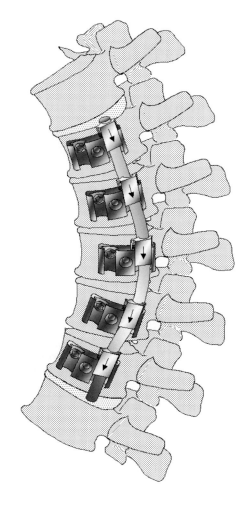

►

Abb. 57 g Der dorsale Stab wird nun mit den Verschlußhülsen beweglich an allen Wirbelkörpern fixiert.

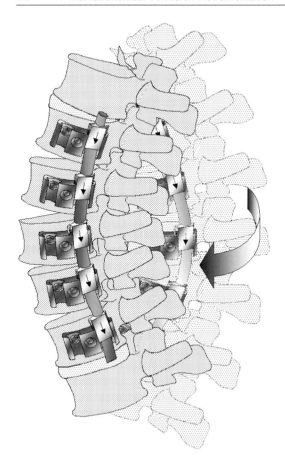

Abb. 57 h Mit Hilfe zweier feststellbarer Spezialzangen wird der Stab nach ventral rotiert, die skoliotische Verkrümmung wird in eine Lordose überführt, wobei am kranialen Ende durch den zuvor festgelegten Gegenschwung des Stabes im Falle des thorakolumbalen Überganges in die physiologische Kyphose der Brustwirbelsäule übergeleitet wird.
◄

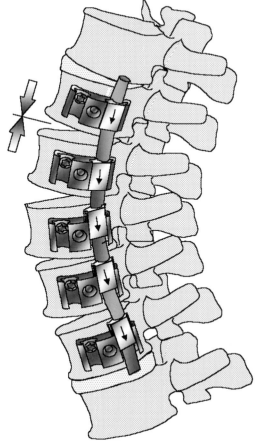

Abb. 57 i Bedarfsweise kann auch während des Repositionsvorganges der Stab in situ mit speziellen Biegeeisen geschränkt werden; ebenfalls ist es möglich, einen bestimmten Repositionsgrad mit dem zwischenzeitlich angebrachten ventralen Stab zu erhalten, den dorsalen Stab zu entfernen und ihn in veränderter Biegung wieder einzubringen um den Repositionsvorgang abzuschließen. So kann z. B. auch eine begleitende Hyperlordose korrigiert werden. Nach Beendigung des Repositionsvorganges werden die Wirbelkörper mit einer Zange gegeneinander komprimiert und der dorsale Stab endgültig fixiert, indem die keilförmigen Verschlußhülsen ebenfalls mit einer speziellen Zange über dem Stab in den Wirbelblock geschoben werden.

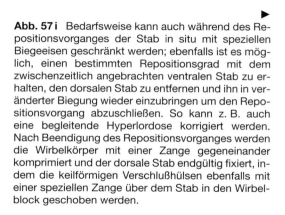

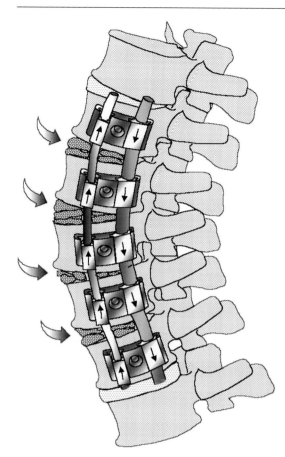

Abb. 57 j Die Zwischenwirbelräume werden mit autologer Spongiosa, in der Regel aus dem Beckenkamm stammend, aufgefüllt. Der ventrale 4-mm-Stab wird der Krümmung entsprechend gebogen und mit Verschlußhülsen fixiert.
◄

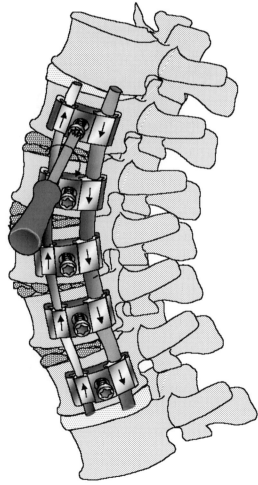

►

Abb. 57 k Zum Abschluß werden zur zusätzlichen Sicherung gegen eine Stabdislokation versenkbare Schrauben in der Mitte der Blöcke fixiert, die die Verschlußhülsen verklemmen.

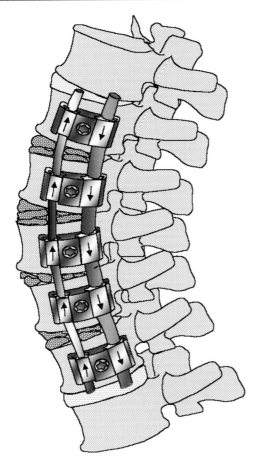

Abb. 57 I Die Abbildung zeigt das Ergebnis nach abgeschlossener Instrumentation und Reposition.

Zeitpunkt der Nachuntersuchung mindestens 24 Monate zurückliegt. Es handelt sich dabei um 11 Patienten männlichen und 30 Patienten weiblichen Geschlechtes mit einem Durchschnittsalter zum Zeitpunkt der Operation von 16,1 Jahren (7,8–39,1 Jahre). In 7 Fällen lag eine idiopathische Skoliose und einmal eine kongenitale Form mit einem Halbwirbel vor. Bei den übrigen 33 Patienten war die Skoliose neuromuskulären Ursprungs. Darunter befanden sich 16 Patienten mit einer Myelomeningocele, 6 Patienten mit infantiler Zerebralparese, 6 Patienten mit spinaler Muskelatrophie vom Typ Werdnig-Hoffmann, 2 Patienten mit einem Folgezustand nach abgelaufener Poliomyelitis im Kindesalter, 2 Patienten mit progressiver Muskeldystrophie Duchenne und 2 Patienten mit einer Skoliose bei Neurofibromatose (Abb. 58).

Die Mehrzahl der Skoliosen waren lumbal und thorakolumbal lokalisiert, lediglich in 2 Fällen lag eine doppelbogige und in 3 Fällen eine thorakale Skoliose vor (Abb. 59).

In Anbetracht der inhomogenen Patientengruppe wird zur besseren Vergleichbarkeit des frontalen Profiles zwischen der kranial- und der kaudal gelegenen Krümmung unterschieden. Die kaudale Krümmung wurde in allen Fällen von ventral instrumentiert. Bei den 36 Patienten mit einer Thorakolumbal- oder Lumbalskoliose entspricht dies der Hauptkrümmung, in den Fällen mit doppelbogiger Skoliose der unteren Hauptkrümmung und bei den 3 Thorakalskoliosen der unteren Nebenkrümmung. Bei der als kranial bezeichneten Krümmung handelt es sich entsprechend um die obere Nebenkrümmung, die obere Haupt- oder die Hauptkrümmung. Der mittlere Ausgangswinkel der oberen Krümmung betrug 42° und der unteren, später ventral fusionierten Krümmung, 75° (Abb. 60).

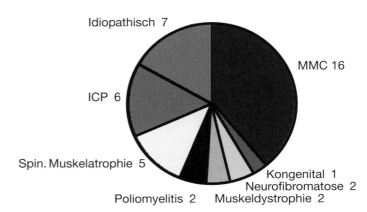

Abb. 58 Ätiologie der Skoliosen (n = 41 Pat.).

Abb. 59 Lokalisation der Skoliosen (n = 41 Pat.).

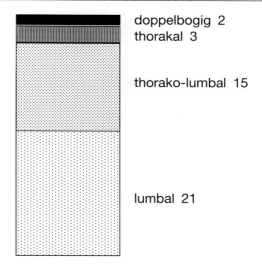

doppelbogig 2
thorakal 3

thorako-lumbal 15

lumbal 21

5 Patienten waren aufgrund ihrer Skoliose bereits von dorsal stabilisiert worden. Die Respondylodese wurde in diesen Fällen bei progredientem Korrekturverlust indiziert. Eine praeoperative Traktionsbehandlung über einen Halo-Ring erfolgte bei zwei der bereits voroperierten Patienten, in den übrigen Fällen wurde keine spezielle Vorbehandlung durchgeführt. Bei 24 Patienten wurde eine isoliert ventrale Instrumentation vorgenommen, bei 17 Patienten wurde zusätzlich von dorsal mit dem CD Instrumentarium korrigiert und stabilisiert. Dies erfolgte in 4 Fällen in einer Operation und 13mal zweizeitig. Durchschnittlich wurden 4,5 (2–7) Wirbelsäulensegmente von ventral und 13 (8–16) Segmente von dorsal fusioniert. Die mittlere

stationäre Verweildauer aller Patienten mit einer Skoliose belief sich auf 27,7 Tage (16–50 Tage)

4.4.2.1 Klinischer Verlauf

Der mittlere Beobachtungszeitraum betrug 33,6 Monate (24,5–47 Monate). Eine revisionsbedürftige Implantatlockerung oder Dislokation wurde in dieser Patientengruppe nicht beobachtet.

Der Blutverlust der ventralen Eingriffe betrug im Median 800 ml (350–4500 ml) und der dorsalen Operationen 1400 ml (700–2000 ml). Die Operationszeit lag ventral bei 160 Min. (100–300 Min.) und dorsal bei 140 Min. (90–210 Min.). Ein Ver-

Abb. 60 Skoliosewinkel der ventral instrumentierten Krümmung (n = 41 Pat.).

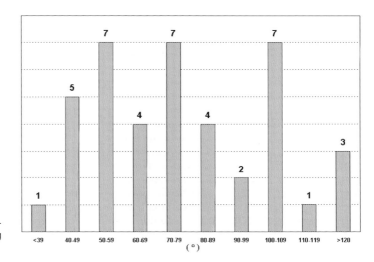

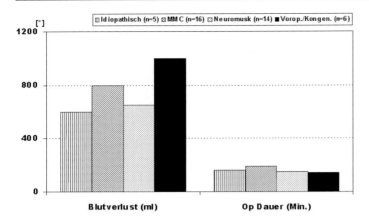

gleich des intraoperativen Blutverlustes sowie der Dauer des ventralen Eingriffes zwischen den Patienten mit einer idiopathischen Skoliose, Skoliose bei Myelomeningocele und den übrigen Formen der neuromuskulären Skoliosen sowie den bereits voroperierten Patienten zusammen mit dem Fall der kongenitalen Skoliose zeigt, daß in der Gruppe der Revisionseingriffe der Blutverlust am höchsten liegt, während sich die Operationszeiten nur geringfügig unterscheiden (Abb. 61). Aufgrund der geringen Fallzahl mit unterschiedlicher Gruppengröße ist eine statistische Auswertung nicht sinnvoll.

Im klinischen Verlauf bestanden in einem Fall praeoperativ akute neurologische Ausfallserscheinungen. Der Patient war aufgrund einer Kyphoskoliose bei Neurofibromatose 2 Jahre vor der jetzigen Operation dorsal von Th5 bis L1 instrumentiert worden. Aktuell kam es zu einer rasch progredienten thorakalen Myelopathie mit inkompletter spastischer Paraparese. Kranial der Spondylodesenstrecke zeigte sich eine Kyphosierung von 109° gemessen zwischen Th4 und Th9. Nach der operativen Aufrichtung kam es zu einer Verstärkung der Myelopathie, so daß der zuvor mit Hilfe gehfähige Patient nur in einem Rollstuhl mobilisiert werden konnte. 7 Patienten mit einer Skoliose von mehr als 100° in der frontalen Hauptkrümmung, 6mal bei Myelomeningocele und 1mal bei progressiver Muskeldystrophie, waren praeoperativ nicht alleine sitzfähig. In allen Fällen konnte postoperativ selbständige Sitzfähigkeit erreicht werden. Bei einer Patientin mit idiopathischer Skoliose kam es postoperativ zu einer Verstärkung der bereits praeoperativ geklagten lumbalgieformen Beschwerden. Die Patientin war bereits 5 Jahre zuvor von dorsal mit dem CD-Instrumentarium fusioniert worden; aufgrund eines Korrekturverlustes wurde das dorsale

Instrumentarium entfernt, eine Halo-Traktion über 3 Wochen durchgeführt und anschließend ventral instrumentiert.

An Komplikationen ist in der Gruppe der Patienten mit einer Skoliose ein postoperativer Todesfall aufgetreten. Es handelte sich um einen 14jährigen Jungen mit progressiver Muskeldystrophie Duchenne. Am 5. postoperativen Tag kam es zu einem akuten Linksherzversagen wahrscheinlich im Rahmen einer Myocardbeteiligung der Grunderkrankung. Bei einem bereits voroperierten Patienten mit Kyphoskoliose bei Neurofibromatose entwickelte sich unmittelbar postoperativ ein Hämatothorax bei einer Verbrauchskoagulopathie. Die unverzüglich vorgenommene Rethorakotomie ergab eine diffuse Blutung aus den pathologisch veränderten Wirbelkörpern im Spondylodesenbereich. Der Blutverlust betrug 6500 ml. Aufgrund hämodynamischer und pulmonaler Probleme wurde der Patient über 6 Wochen auf der Intensivstation betreut. Bei 2 Patienten wurde eine postoperative Pneumonie beobachtet, die nach antibiotischer Behandlung problemlos ausheilte. Bei einem Patienten kam es nach Entfernung der Bülaudrainage zu einem Pleuraerguß, der mehrfach punktiert werden mußte. In einem Fall trat postoperativ eine im weiteren Verlauf vollständig rückläufige Parese des M. quadriceps femoris links mit begleitender Dysaesthesie im L4 Dermatom auf. Ein Patient entwickelte postoperativ das klinische Bild einer Laesion des Sympathischen Grenzstranges mit Überwärmung des rechten, auf der Seite des Zuganges gelegenen Beines. Nach 3 Monaten war keine Temperaturdifferenz mehr nachweisbar. In einem Fall kam es zu einer oberflächlichen Wundheilungsstörung, die nach lokalen Maßnahmen abheilte.

Abb. 62 a Wirbelsäulenganzaufnahme im a.p.- und seitlichen Strahlengang einer 19jährigen Patientin mit idiopathischer Thorakalskoliose. Deutliche Steilstellung der Wirbelsäule in der sagittalen Ansicht.

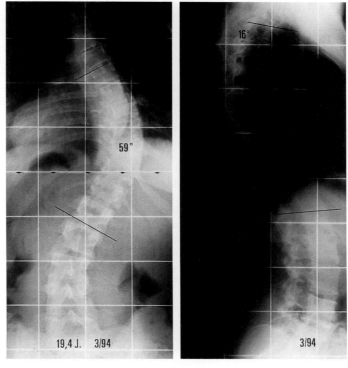

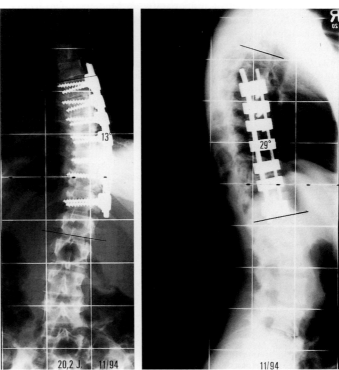

Abb. 62 b Wirbelsäulenganzaufnahme im a.p.- und seitlichen Strahlengang 8 Monate nach ventraler Korrektur und CDH-Spondylodese der thorakalen Krümmung. Neben der thorakalen Korrektur zeigt sich eine Aufrichtung der lumbalen Gegenkrümmung.

4.4.2.2 Radiologischer Verlauf

Die Darstellung des radiologischen Verlaufes erfolgt getrennt für das frontale und sagittale Wirbelsäulenprofil sowie für die Rotationsmessung. Aufgrund der unterschiedlichen Verlaufsform werden bei der Beschreibung des frontalen Profiles 4 Patientengruppen einzeln betrachtet. Zusammengefaßt werden die Patienten mit idiopathischer Skoliose, die Patienten mit Skoliose bei Myelomeningocele, die übrigen neuromuskulären Skoliosen und die bereits voroperierten Patienten zusammen mit der Patientin mit kongenitaler Skoliose.

Bei 5 Patienten bestand eine idiopathische Skoliose ohne vorbestehende dorsale Instrumentation. Einmal handelte es sich um eine doppelbogige, einmal um eine thorakale, zweimal um eine thorakolumbale und einmal um eine lumbale Skoliose. Bei der doppelbogigen- und der thorakalen Skoliose wurde jeweils die lumbale Krümmung bzw. Gegenkrümmung von ventral instrumentiert. Zusätzlich wurde in beiden Fällen von dorsal eine CD-Spondylodese durchgeführt. Bei den übrigen 3 Patienten wurde nur von ventral die Hauptkrümmung instrumentiert (Abb. 62 a–b). Von ventral wurden im Mittel 4 Segmente (3–5 Segmente) und von dorsal 11 und 15 Segmente fusioniert. Die obere Krümmung betrug praeoperativ im Median 42° (23°–98°) gegenüber postoperativ 34° (5–50°). Dies entspricht einer Korrektur von 49% (19–78%). Die untere Krümmung wurde praeoperativ mit 57° (45–76°) bestimmt. Korrigiert wurde auf 28° (2–42°) entsprechend einer Aufrichtung um 62% (40–96%) im Median. Der Korrekturverlust bis zur letzten Nachuntersuchung betrug für die kraniale Krümmung 2% (0–5%) und für die kaudale Krümmung ebenfalls 2% (0–4%) (Abb. 63).

Unter den insgesamt 16 Patienten mit einer Myelomeningocele befanden sich 1 doppelbogige, 6 thorako-lumbale und 9 lumbale Skoliosen (Abb. 64 a–b). Im Falle der doppelbogigen Skoliose wurde die untere Hauptkrümmung, in den anderen Fällen die Hauptkrümmung von ventral instrumentiert. Bei ausgeprägter und wenig flexibler kranialer Krümmung mit Rumpfüberhang und Beckenschiefstand wurde in 8 Fällen zusätzlich eine dorsale CD-Spondylodese vorgenommen, wobei in 6 Fällen das Os sacrum mit in die Fusionsstrecke einbezogen wurde (Abb. 65 a–d).

Von ventral wurden durchschnittlich 4,5 (3–7) und von dorsal 13 (12–16) Segmente fusioniert. Die obere Nebenkrümmung, bzw. im Falle der doppelbogigen Skoliose die obere Hauptkrümmung, betrug praeoperativ im Median 45° (18–122°). Operativ wurde um 47% (17–64%) auf 28° (9–78°) korrigiert. Die kaudale, ventral instrumentierte Krümmung lag praeoperativ bei 89° (51–132°) und konnte operativ auf 45° (12–84°) korrigiert werden; dies entspricht im Median 54% (21–76%). Der Korrekturverlust aller Patienten mit einer Myelomeningocele betrug für die kraniale Krümmung 2% (0–13%) und für die kaudale Krümmung 2% (0–6%) (Abb. 66).

Der praeoperative Beckenschiefstand wurde in der Gruppe der 8 ausschließlich ventral instrumentierten Patienten mit 7° (3–60°) berechnet. Der postoperative Winkel betrug 3° (2–51°), somit wurde eine Korrektur zwischen 15 und 69%, im Median 42%, erreicht. Bei den Patienten mit ventrodorsalem Eingriff zeigte sich ein Ausgangswinkel der Beckenkippung von 27° (6–48°) praeoperativ und 12° (0–24°) postoperativ. Dies entspricht einer Korrektur von 63% (32–100%). Der Korrekturverlust bis zur letzten Nachuntersuchung betrug

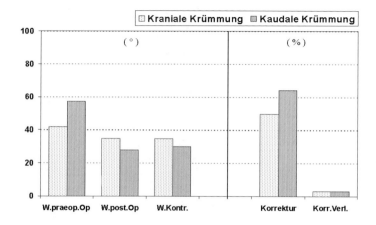

Abb. 63 Verlauf der Skoliosewinkel (Median) bei den Patienten mit einer idiopathischen Skoliose (n = 5)

Abb. 64 a Wirbelsäulenganzaufnahme im a.p.- und seitlichen Strahlengang einer 22jährigen Patientin mit Lumbalskoliose bei MMC. Die kaudale Krümmung (Hauptkrümmung) beträgt 100°, die kraniale Krümmung (obere Nebenkrümmung) 19°. Deutliche Abflachung der Brustkyphose (7°) und der Lendenlordose (20°).

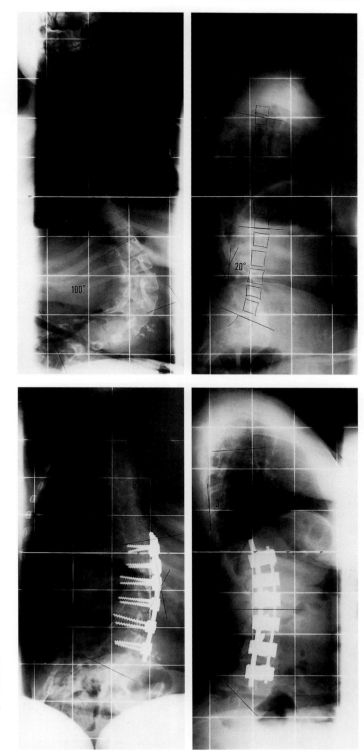

Abb. 64 b Wirbelsäulenganzaufnahme im a.p.- und seitlichen Strahlengang 14 Monate nach CDH-Instrumentation Th10–L3. Die kaudale Krümmung wurde auf 38° und die kraniale Krümmung auf 6° korrigiert. Es zeigt sich eine weiter bestehende Abflachung der Brustkyphose bei Wiederherstellung der lumbalen Lordose.

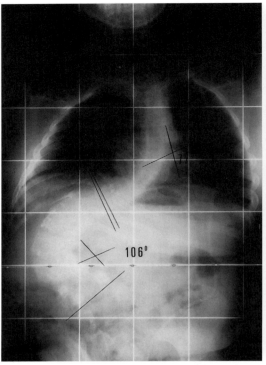
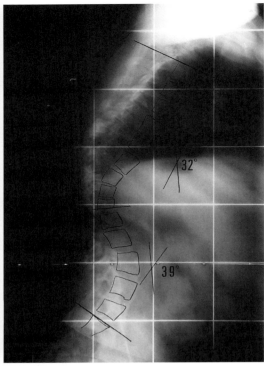
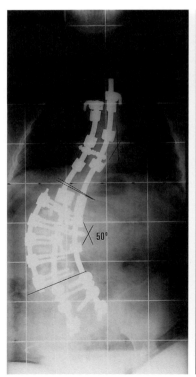
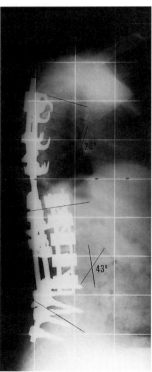

Abb. 65 a Wirbelsäulenganzaufnahme im a.p.- und seitlichen Strahlengang einer 10jährigen Patientin mit Thorakolumbalskoliose bei MMC. Die kaudale Krümmung (Hauptkrümmung) beträgt 106°, die kraniale Krümmung (obere Nebenkrümmung) 77°. Bei normalen Meßwerten für die Brustkyphose und Lendenlordose zeigt sich eine vermehrte Kyphose des thorakolumbalen Überganges.

Abb. 65 b Wirbelsäulenganzaufnahme im a.p.- und seitlichen Strahlengang 12 Monate postoperativ. Zusätzlich zur ventralen CDH-Spondylodese Th11–L3 wurde bei rigider oberer Nebenkrümmung und Beckenschiefstand eine dorsale CD-Instrumentation Th4-S1 vorgenommen. Die kraniale Krümmung wurde auf 33° und die kaudale Krümmung auf 50° korrigiert. Bei weiterhin normaler Brustkyphose und Lendenlordose ist das Profil des thorakolumbalen Überganges korrigiert.

Abb. 66 Verlauf der Skoliosewinkel (Median) bei den Patienten mit einer Myelomeningocele (n = 16).

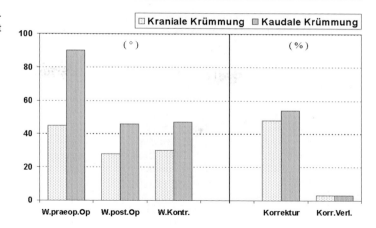

bei den ausschließlich ventral fusionierten Patienten 13% (0–67%) und bei den kombiniert operierten Patienten 10% (6–33%) (Abb. 67).

Bei der Messung des Rumpfüberhanges ergab sich für die ventrodorsal instrumentierten Patienten ein Ausgangswinkel von 24° (5–50°) und die auschließlich ventral operierten Patienten von 4° (0–72°). Postoperativ wurden 7° (2–34°) bzw. 2° (0–49°) ermittelt. Die Korrektur betrug in der ventrodorsalen Gruppe 66% (32–87%) und in der ventralen Gruppe 42% (25–67%) bei einem Repositionsverlust bis zur letzten Nachuntersuchung von 11% (6–27%) bzw. 16% (0–33%) (Abb. 68).

Unter den 14 Patienten mit einer neuromuskulären Skoliose ohne Myelomeningocele und Neurofibromatose fanden sich 6 Patienten mit einer Thorakolumbal- und 8 Patienten mit einer Lumbalskoliose (Abb. 69 a–b). Ventral wurden durchschnittlich 5 Segmente (4–6) in die Fusions-

strecke einbezogen. Bei 5 Patienten wurde zusätzlich eine dorsale CD Spondylodese über 11–14 Segmente durchgeführt, die sich 4mal bis L5 und 1mal bis L4 erstreckte. Die obere Nebenkrümmung wies praeoperativ einen Wert von 36° (10–98°) auf. Korrigiert wurde um 44% (8–95%) auf 29° (1–70°). Bei der unteren, ventral instrumentierten Krümmung, bestand ein Ausgangswert von 81° (20–120°), der auf 43° (5–76°), entsprechend einer Korrektur von 46% (22–89%), verbessert werden konnte. Der Korrekturverlust betrug für die obere Krümmung 7% (0–18) und für die untere Krümmung 5% (1–17) (Abb. 70).

5 Patienten waren aufgrund einer Skoliose bereits voroperiert, bei einer Patientin bestand ein Halbwirbel T9 mit rechtskonvexer Thorakalskoliose. Bei der 14jährigen Patientin wurde der Halbwirbel exstirpiert und, in Anbetracht der noch zu erwartenden wachstumsbedingten Korrektur,

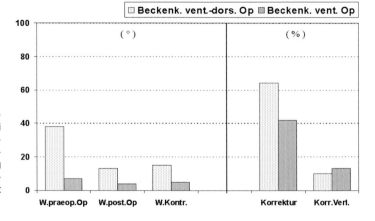

Abb. 67 Verlauf der Winkel (Median) für die Beckenkippung bei den Patienten mit einer Myelomeningocele (n = 16). Die Patienten mit ventrodorsaler Aufrichtung (n = 8) und rein ventraler Instrumentation (n = 8) werden getrennt dargestellt.

kurzstreckig, konvexseitig über 2 Segmente instrumentiert. Der praeoperative Winkel von 41° wurde auf 23° korrigiert.

Unter den 5 voroperierten Patienten befanden sich je 2 Patienten mit idiopathischer Skoliose und Skoliose bei Neurofibromatose. Bei einem Patienten bestand eine spinale Muskelatrophie Werdnig-Hoffmann. Die Erstoperation lag zwischen 3 und 6 Jahren zurück. Bei beiden Patienten mit idiopathischer Skoliose kam es zu einem Korrekturverlust im Spondylodesenbereich bei Pseudarthrosenbildung, einmal nach Dwyer- und einmal nach CD-Instrumentation. In beiden Fällen wurde nach Metallentfernung eine ventrale Respondylodese vorgenommen. Im Falle der spinalen Muskelatrophie war 3 Jahre zuvor eine CD-Spondylodese T3 bis L4 vorgenommen worden. Aufgrund einer Pseudarthrose im unteren Fusionsbereich mit begleitender Instabilität L4/5 entwickelte sich ein progredienter Rumpfüberhang. Einzeitig wurden die dorsale Spondylodese um ein Segment nach kaudal bis L5 verlängert und ventral die Pseudarthrose L2 bis L4 instrumentiert. Bei beiden Patienten mit Neurofibromatose entwickelte sich nach dorsaler CD-Spondylodese eine Kyphoskoliose, einmal oberhalb der Spondylodesenstrecke bei T5 und einmal bei Pseudarthrose und Bruch des dorsalen Implantates in Höhe T11. In beiden Fällen wurde von ventral reponiert und instrumentiert.

In dieser Patientengruppe wird bei weitgehend fixierten Nebenkrümmungen nur der Verlauf der instrumentierten Krümmung angegeben (Abb. 71). Der Ausgangswert betrug im Median 52° (40–75°). Korrigiert wurde 30% (21–44%) auf postoperativ 37° (23–52°) mit einem Korrekturverlust im Verlauf von 5° (0–9°).

Beim Vergleich der ventral instrumentierten, kaudalen Krümmung zwischen den vier unterschiedlichen Skoliosegruppen zeigt sich die deutlichste Korrektur von 62% in der Gruppe der idiopathischen Skoliosen mit dem kleinsten Ausgangswinkel von 57°. Bei den bereits voroperierten Patienten mit rigider Krümmung im Bereich der bereits bestehenden Instrumentation findet sich mit 30° die geringste Korrektur. Zwischen Ausgangswinkel und operativer Korrektur besteht ein mäßiger umgekehrter Zusammenhang (Korrelationskoeffizient = –0,29). Dies bedeutet, daß mit steigendem praeoperativem Krümmungswinkel das Korrekturausmaß abnimmt (Abb. 72).

Zur Beurteilung des sagittalen Profiles wurde bei allen Patienten mit einer Skoliose die Kyphose der Brust- und die Lordose der Lendenwirbelsäule vermessen. Die Patienten wurden nach dem Ausmaß ihrer Brustwirbelsäulenkyphose und Lendenwirbelsäulenlordose in je drei Gruppen unterteilt. Brustwirbelsäule: normale Kyphose (20–40°, n = 16), vermehrte Kyphose (>40°, n = 8), verminderte Kyphose (<20°, n = 17). Lendenwirbelsäule: normale Lordose (30–70°, n = 16), vermehrte Lordose (>70°, n = 7), verminderte Lordose (<30°, n = 18).

Insgesamt konnte durch die Operation sowohl an der Brust- als auch an der Lendenwirbelsäule bei den unterschiedlichen Ausgangswinkeln eine Veränderung in Richtung auf das physiologische Profil erreicht werden.

Bei den 16 Patienten mit einem normalen Kyphosewinkel der Brustwirbelsäule zeigte sich nur eine geringe Änderung von 30° prae-, 33° postoperativ und 27° bei der letzten Kontrolle. Bei 8 Patienten bestand eine vermehrte Kyphose von im Me-

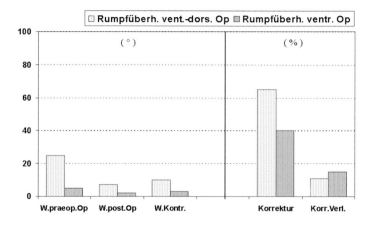

Abb. 68 Verlauf der Winkel (Median) für den Rumpfüberhang bei den Patienten mit einer Myelomeningocele (n = 16). Die Patienten mit ventro-dorsaler Aufrichtung (n = 8) und rein ventraler Instrumentation (n = 8) werden getrennt dargestellt.

Abb. 69 a Wirbelsäulenganzaufnahme im a.p.- und seitlichen Strahlengang einer 26jährigen Patientin mit Lumbalskoliose bei ICP. Die kaudale Krümmung (Hauptkrümmung) beträgt 84°, die kraniale Krümmung (obere Nebenkrümmung) 50°. Zusätzlich zeigt sich ein Beckenschiefstand mit Rumpfüberhang nach links. Bei normaler Brustkyphose zeigt sich eine vermehrte Lendenlordose von 86°.

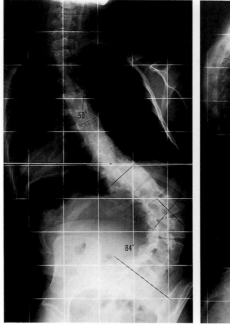
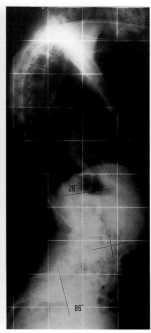

Abb. 69 b Wirbelsäulenganzaufnahme im a.p.- und seitlichen Strahlengang 6 Monate nach CDH-Spondylodese Th11 –L5. Es zeigt sich eine Korrektur der Hauptkrümmung auf 44° mit Besserung des Rumpfüberhanges und Beckenschiefstandes um jeweils 50%. Inwieweit eine zusätzliche dorsale Spondylodese erforderlich wird, hängt insbesondere vom Verlauf des Rumpfüberhanges ab. Im seitlichen Strahlengang zeigt sich eine Reduktion der praeoperativ vermehrten Lendenlordose.

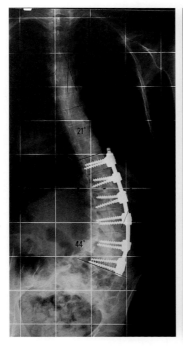
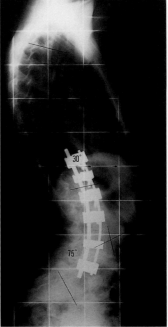

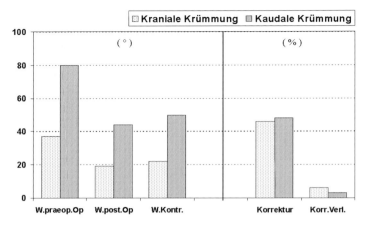

Abb. 70 Verlauf der Skoliosewinkel (Median) bei den Patienten mit einer neuromuskulären Skoliose ohne MMC und Neurofibromatose (n = 14).

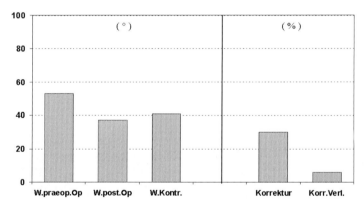

Abb. 71 Verlauf der Skoliosewinkel (Median) bei den Patienten mit einer bereits voroperierten Skoliose (n = 5 Pat.) und einer kongenitalen Skoliose (n = 1 Pat.).

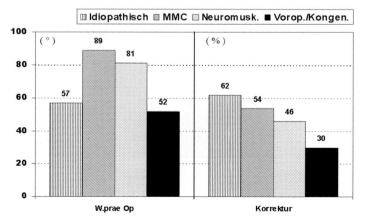

Abb. 72 Vergleich der praeoperativen Ausgangswinkel sowie der relativen Korrektur des Skoliosewinkels (Median) der kaudalen, ventral instrumentierten Krümmung zwischen den Patienten mit idiopathischer Skoliose (n = 5), den Patienten mit einer Skoliose bei MMC (n = 16), den Patienten mit neuromuskulärer Skoliose ohne MMC und Neurofibromatose (n = 14) und den Patienten mit einer voroperierten bzw. kongenitalen Skoliose (n = 6).

dian 76° (42–109°). Hier wurde eine Verminderung auf 39° (32–68°) postoperativ und 42° (35–66°) bei Kontrolle erreicht. In 17 Fällen bestand eine Abflachung des sagittalen Brustwirbelsäulenprofiles mit einem Ausgangswinkel von 6,5° (1–18°); postoperativ zeigte sich eine Kyphose von 12° und bei Kontrolle von 16° (Abb. 73).

An der Lendenwirbelsäule wiesen 16 Patienten eine normale Lordose von 61° (30–70°) im Median auf. Hier kam es nur zu einer geringfügigen Verstärkung der Lordose auf 63° (38–68°) postoperativ und ebenfalls 63° (33–65°) bei Kontrolle. Bei 7 Patienten bestand praeoperativ eine verstärkte Lordose von 75° (71–90°), die durch die Operation auf 60° (50–75°) reduziert wurde und bis zur letzten Kontrolluntersuchung auf 64° (50–77°) anstieg. Bei 18 Patienten zeigte sich eine verminderte

Lordosierung oder Kyphosierung der Lendenwirbelsäule mit einem Median der Meßwerte von –0,5° (–58–20°). Hier konnte eine Lordosierung auf postoperativ 29° (–19–51°) und 32° (–18–54°) bei der Kontrolle erreicht werden (Abb. 74).

Die Rotation des Scheitelwirbels der kaudalen, ventral instrumentierten Krümmung wurde bei 15 Patienten computertomographisch prae- und postoperativ gemessen. Es handelte sich um 2 Patienten mit idiopathischer Skoliose, um 7 Patienten mit einer Skoliose bei Myelomeningocele, um 3 Patienten mit spinaler Muskelatrophie und um 3 Patienten mit infantiler Cerebralparese. Praeoperativ betrug die Rotation in Bezug zur Körpermittellinie im Median 51° (22–95°) und in Bezug zur Sagittalebene 30° (13–65°). Die postoperative Rotation des Scheitelwirbels wurde mit 31° (20–68°) bzw. 37°

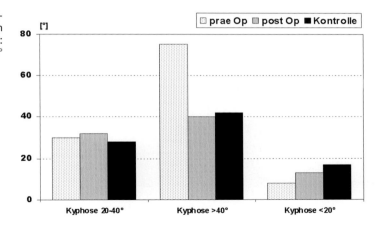

Abb. 73 Verlauf der Brustwirbelsäulenkyphose, unterteilt nach dem Ausgangswinkel (Median): 20–40° (n = 16), >40° (n = 8), <20° (n = 17).

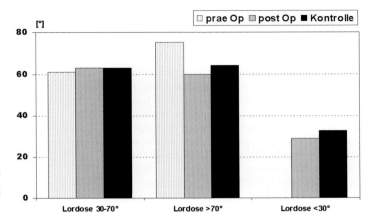

Abb. 74 Verlauf der Lendenwirbelsäulenlordose, unterteilt nach dem Ausgangswinkel (Median): 30–70° (n = 16), >70° (n = 7), <30° (n = 18).

Abb. 75 Rotation des Scheitelwirbels (Median) der ventral instrumentierten Krümmung in Bezug zur Körpermittellinie und Sagittalebene (n = 15).

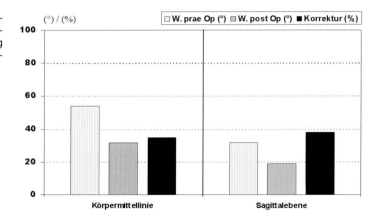

(18–50°) bestimmt. Es ergibt sich damit eine Korrektur der Rotation in Beziehung zur Körpermittellinie von 33% (20–68%) und zur Sagittalebene von 37% (18–50%) (Abb. 75).

4.5 Fraktur

ISOLA	BWM	CDH	KANEDA	SLOT
TSRH	USIS	Ventro Fix	AO Platten	CASP
Syracuse I Plate	LDI	University Plate	Z-Plate	

Die Behandlungsprinzipien der Rumpfwirbelsäulenfrakturen haben sich in den letzten Jahren gewandelt. Während bis in die 70er Jahre vorwiegend ein konservatives Vorgehen praktiziert wurde, werden heute immer mehr Frakturen operativ versorgt. Neben inkompletten oder progredienten neurologischen Ausfallserscheinungen werden gegenwärtig auch instabile Frakturformen als Operationsindikation angesehen. Durch die steigende Anzahl operativ versorgter Patienten werden naturgemäß auch vermehrt Komplikationen, besonders in Form von Spätkyphosierungen, beobachtet. Es ergeben sich für die ventrale Instrumentation aus diesem Grunde 2 Indikationsgruppen, die auch im folgenden getrennt betrachtet werden müssen: 1. frische Frakturen, 2. Instabilitäten und Deformitäten nach operativ oder konservativ vorbehandelten Rumpfwirbelsäulenfrakturen.

Das Ziel in der Behandlung der frischen Fraktur ist die Reposition einer ausgeprägten Deformität, die Beseitigung einer Rückenmarkskompression und die Stabilisierung. Das operative Standardverfahren stellt die transpedikuläre Instrumentation und Aufrichtung dar. Heute werden in der Regel winkelstabile Implantate, z.B. der Fixateur interne, verwandt. Trotz befriedigender intraoperativer Reposition wird jedoch ein postoperativer Repositionsverlust im Sinne einer Nachkyphosierung beschrieben (Eysel u. Meinig 1991). Die Nachkyphosierung wird besonders dann beobachtet, wenn eine hochgradige Distraktion und Lordosierung intraoperativ durchgeführt wurde. Der frakturierte Wirbelkörper gewinnt mit zunehmendem Kompressionsgrad an axialer Tragefähigkeit, die umgekehrt bei Distraktion wieder abnimmt. Bei Überdistraktion entsteht eine Erweiterung des Wirbelkörpers, ohne daß sich die eingestauchte Spongiosa wieder voll entfalten kann. Zudem wird eine knöcherne Konsolidierung durch eingesprengte Anteile der verletzten Bandscheibe behindert. Die Distraktion führt auch zu einer Erweiterung der Zwischenwirbelräume, besonders im Bereich der verletzten Bandscheibe, die in der Regel oberhalb des frakturierten Wirbelkörpers liegt. Es entsteht eine bindegewebige Narbe, axiale Kräfte werden nicht mehr gleichmäßig auf den darunterliegenden Wirbelkörper verteilt. Es resultiert eine potentielle Instabilität, die sich in Verknöcherungen, besonders vom vorderen Längsband ausgehend, äußert. Der Repositionsverlust, der überwiegend im Zwischenwirbelraum stattfindet, geht auf diesen Mechanismus zurück (Abb. 76 a–d). Das entspricht der Annahme von Daniaux (1986), der bei 44 Patienten im Laufe des ersten postoperativen Jahres einen Korrekturverlust von 10,4° beobachtete und 30% auf den Wirbelkörper und 70% auf den Zwischenwirbelraum zurückführt (Abb. 77 a–d). Dick

Abb. 76a Röntgenaufnahme des thorakolumbalen Überganges im a.p.- und seitlichen Strahlengang. Fraktur des 1. Lendenwirbelkörpers mit Impression der Deckplatte und Aussprengung eines Hinterkantenfragmentes bei einem 39-jährigen Patienten.

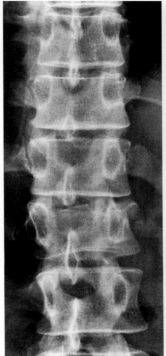
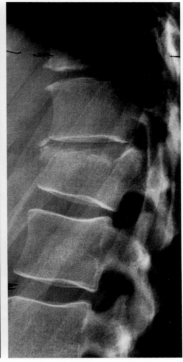

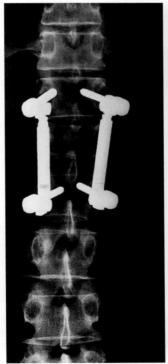
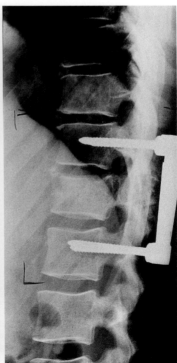

Abb. 76b Röntgenaufnahme des thorako-lumbalen Überganges im a.p.- und seitlichen Strahlengang nach Reposition der Fraktur und Instrumentation mit einem Fixateur interne nach *Kluger*.

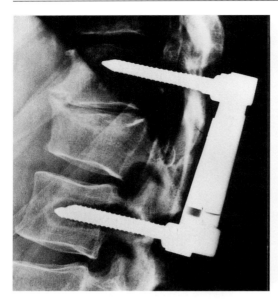

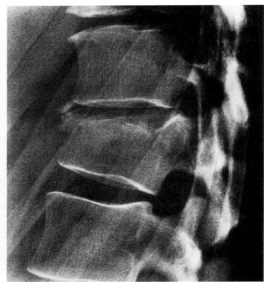

Abb. 76 c Röntgenaufnahme des thorakolumbalen Überganges im seitlichen Strahlengang 11 Monate postoperativ. Es zeigt sich ein Repositionsverlust mit Kyphosierung im Zwischenwirbelraum Th12/L1 sowie deutliche Lockerungszeichen um die caudalen Schrauben des Fixateur interne.

Abb. 76 d Röntgenaufnahme des thorakolumbalen Überganges im seitlichen Strahlengang nach Entfernung des Fixateur interne. Weitere Zunahme der Kyphosierung, die im wesentlichen im Bereich der destruierten Bandscheibe Th12/L1 stattfindet. Die Fraktur selbst ist knöchern konsolidiert. Als Hinweis auf die Instabilität zeigen sich Osteophytenbildungen im Bereich des vorderen Längsbandes.

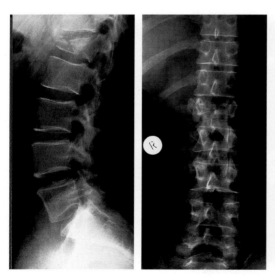

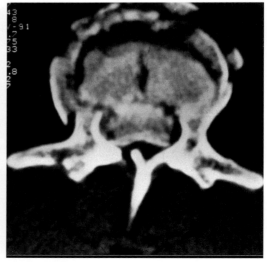

Abb. 77 a Röntgenaufnahme der Lendenwirbelsäule in 2 Ebenen. Fraktur des 1. Lendenwirbelkörpers mit Aussprengung eines großen Hinterkantenfragmentes bei einem 32jährigen Patienten.

Abb. 77 b Computertomographie in Höhe des 1. Lendenwirbelkörpers. Vollständige Verlegung des Spinalkanals durch ein Hinterkantenfragment.

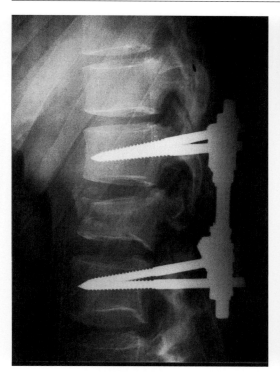

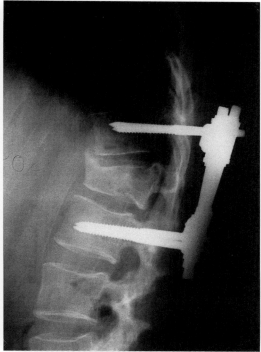

Abb. 77 c Röntgenaufnahme des thorakolumbalen Überganges im seitlichen Strahlengang nach dorsaler Instrumentation der Fraktur mit einem Fixateur interne und Aufrichtung.

Abb. 77 d Röntgenaufnahme des thorakolumbalen Überganges im seitlichen Strahlengang 1 Jahr postoperativ. Repositionsverlust durch Kyphosierung im Bereich der destruierten Bandscheibe Th12/L1.

(1987) berichtet bei 50 Fällen nach Versorgung mit dem Fixateur interne von einem Korrekturverlust von 1° im Wirbelkörper und 3-4° im Zwischenwirbelraum. Lindsey und Dick (1991) beschreiben bei 76 Patienten nach Versorgung mit dem Fixateur interne im Jahr nach der Metallentfernung einen Repositionsverlust von 5° Kyphosewinkel, der in erster Winkel auf einen Kollaps der über der Fraktur gelegenen Bandscheibe zurückgeführt wird.

In einer eigenen Arbeitsgruppe konnten wir zeigen (Eysel u. Mitarb. 1994a), daß zwei Drittel der postoperativen Kyphosierung im Langzeitverlauf über 5 Jahre im Bereich der mitverletzten Bandscheibe stattfindet. Der Anteil des Wirbelkörpers am Gesamtkorrekturverlust beträgt lediglich ca. ein Drittel und wirkt sich nur in den ersten beiden postoperativen Jahren aus. Als Konsequenz ergibt sich daher die Notwendigkeit, die verletzte Bandscheibe primär zu entfernen und den Defekt mit autologem Knochenspan oder Spongiosa zu überbrücken. Entsprechend günstiger sind daher die Ergebnisse bei Patienten nach zusätzlicher transpe-

dikulärer oder interkorporaler Spongiosaplastik. Mayer u. Mitarb. (1992) berichten bei insgesamt 36 Patienten nach Versorgung mit dem Fixateur interne nach Dick durchschnittlich 53 Monate postoperativ von einem Korrekturverlust in dem seitlichen Röntgenbild bis zu 13% bei Patienten ohne Spongiosaplastik und nur 2-3% bei zusätzlicher transpedikulärer Spongiosaauffüllung. Daniaux u. Mitarb. (1991) beschreiben in 51 Fällen durchschnittlich 3,2 Jahre nach Plattenstabilisierung (Roy-Camille-Platten) einer Fraktur des thorakolumbalen Überganges einen Repositionsverlust von im Mittel 14% Kyphosewinkel. In 80 Fällen mit zusätzlicher intrakorporaler Spongiosaplastik wird der Repositionsverlust mit durchschnittlich 9° angegeben. Günstig werden auch die Ergebnisse der ventralen oder ventro-dorsalen Frakturversorgung mit autologer Spanüberbrückung des frakturierten Wirbelkörpers und der zerstörten Bandscheibe beschrieben. Feil und Wörsdörfer (1992) fanden bei 52 von 58 Patienten nach kombinierter ventro-dorsaler Frakturversorgung nach Abschluß der knöchernen Durchbauung eine anatomische Wiederherstellung des Wirbelsäulenprofiles. Been (1991) berichtet über 29 Patienten nach isolierter ventraler Dekompression und Stabilisierung mit dem Slot-Zilke-Instrumentariums. Durchschnittlich 3,1 Jahre postoperativ fand sich bei 17 Patienten ein Korrekturverlust unter 5°, bei 8 Patienten 6–10° und bei 4 Patienten 11–15°. Haas u. Mitarb. (1991) beobachteten bei 39 Patienten nach alleiniger ventraler Dekompression, Spaninterposition und Plattenfixation einen durchschnittlichen Korrekturverlust von 5° Kyphosewinkel.

Wie in einer eigenen Studie nachgewiesen werden konnte (s. o.), geht der größte Teil des Repositionsverlustes nach operativer Stabilisierung einer Rumpfwirbelsäulenfraktur auf die traumatische Zerstörung der in der Regel oberhalb des frakturierten Wirbels gelegenen Bandscheibe zurück. Die traumatisierte Wirbelsäule sollte deshalb nicht nur als Fraktur, sondern vielmehr auch als diskoligamentäre Verletzung aufgefaßt werden. Die anatomische Reposition des frakturierten Wirbelkörpers mit winkelstabiler Instrumentation ohne Maßnahmen im Bereich der verletzten Bandscheibe kann einen späteren Repositionsverlust nicht verhindern. Es ist notwendig, die zerstörte Bandscheibe zu entfernen und den Zwischenwirbelraum mit möglichst autologer Spongiosa oder einem Knochenspan zu überbrücken. Dieser Weg kann prinzipiell vom dorsalen oder ventralen Zugang erfolgen. Die Entscheidung der Zugangsseite und die Wahl der Instrumentation hängt von der Art der Fraktur und dem Zustand des Patienten ab.

Bei einem Teil der Patienten ist aufgrund von Begleitverletzungen ein dorsaler Zugang primär weniger risikoreich. Nach einer Untersuchung von Glaessner u. Mitarb. (1992) zeigte sich bei 253 Patienten mit Wirbelsäulenfrakturen und traumatischer Querschnittslähmung in 55% die Diagnose Polytrauma, an erster Stelle der Begleitverletzungen stand mit 86% das Thoraxtrauma. In dieser Patientengruppe ist ein primär ventraler Zugang kaum möglich. Bei dorsaler Vorgehensweise sollte neben der Reposition des betroffenen Wirbelsäulensegmentes, der Dekompression des Spinalkanales und der möglichst vollständigen Entfernung der verletzten Bandscheibe mit Anfrischung der begrenzenden Deck- und Grundplatten eine intra- und interkorporale sowie intertransversale Spongiosaplastik vorgenommen werden. Die Instrumentierung sollte kurzstreckig mit einem winkelstabilen Implantat erfolgen, wobei eine Überkorrektur zu vermeiden ist.

Als Alternative besteht der ventrale Zugang mit der Möglichkeit der vollständigen Dekompression bzw. Enttrümmerung des Spinalkanales sowie der optimalen Rekonstruktion der zerstörten vorderen Säule mittels eines kortiko-spongiösen Knochenspans. Die ventrale Spaninterposition kann dorsal durch ein kurzstreckiges Implantat ergänzt werden. Eine andere Möglichkeit ist die primär ventrale Stabilisierung mit einer winkelstabilen Platte oder einem Zweistabsystem. Voraussetzung hierfür ist, daß der Spinalkanal nicht von dorsal durch Knochenfragmente verlegt ist. Weiterhin können nur solche Frakturen stabilisiert werden, bei denen die dorsalen Elemente, das bedeutet der interspinöse Bandapparat und die Wirbelbogengelenke, intakt sind. Nach der Klassifikation von Magerl u. Mitarb. (1994) ist dies nur bei Kompressionsfrakturen (Typ A), die 66% aller Wirbelfrakturen ausmachen, möglich. Beim Typ B sind die vorderen und hinteren Elemente der Wirbelsäule verletzt, es handelt sich um Distraktionsfrakturen, die in 14,5% der Fälle auftreten. Beim Typ C sind ebenfalls vordere und hintere Elemente der Wirbelsäule verletzt, es handelt sich um sogenannte „Rotationsverletzungen", diese treten in 19,4% der Fälle auf (Abb. 78 a–c). Beim Frakturtyp B und C ist neben der vorderen Rekonstruktion der Säule über einen ventralen oder dorsalen Zugang die dorsale Stabilisierung über ein winkelstabiles Implantat notwendig.

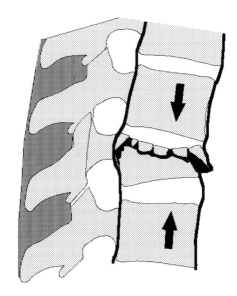

Abb. 78 a Wirbelsäulenverletzung vom Typ A nach der Klassifikation von *Magerl* u. Mitarb. (1994). Kompression der vorderen Säule (Wirbelkörper).

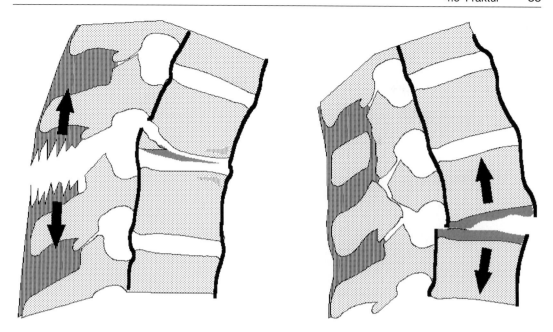

Abb. 78 b Wirbelsäulenverletzung vom Typ B nach der Klassifikation von *Magerl* u. Mitarb. (1994). Zweisäulenverletzung mit Zerreißung der dorsalen (links) oder ventralen (rechts) Band- und Knochenstrukturen.

Die Technik der ventralen Instrumentation bei der Typ A-Fraktur entspricht im wesentlichen der bereits geschilderten Technik der kurzstreckigen Instrumentation bei Tumoren oder Spondylodiszitiden. Zu erwarten ist beim ventralen Zugang häufig ein ausgedehntes Frakturhämatom. Eine Enttrümmerung des Spinalkanales ist von ventral her in der Regel problemlos möglich. Bei dem Vorliegen einer Spinalkanalstenose wird eine Korporektomie und eine Darstellung der Dura von ventral vorgenommen. Der Defekt wird günstigenfalls mit einem autologen Knochenspan überbrückt (Abb. 79 a–d). Lediglich bei Kompressionsfrakturen mit geringer Spinalkanalstenose im oberen Drittel des betroffenen Wirbelkörpers ist es möglich, monosegmental zu stabilisieren, d. h. nur die verletzte Bandscheibe und den oberen Bereich des verletzten Wirbels zu entfernen und diesen Bereich mit autologem Knochen zu überbrücken (Abb. 80 a–d).

Aufgrund der zwischenzeitlich weiten Verbreitung winkelstabiler dorsaler Implantate werden immer häufiger sekundäre Kyphosierungen und Instabilitäten nach operativer Frakturversorgung beobachtet. Eine der häufigsten Ursachen ist, wie bereits beschrieben, die nicht erfolgte ventrale Überbrückung einer verletzten Bandscheibe. In einem

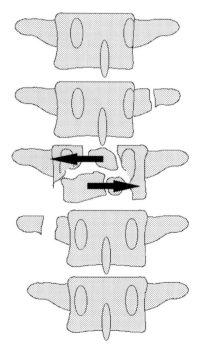

Abb. 78 c Wirbelsäulenverletzung vom Typ C nach der Klassifikation von *Magerl* u. Mitarb. (1994). Zweisäulenverletzung mit Rotation der Wirbelsäule.

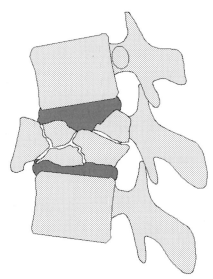

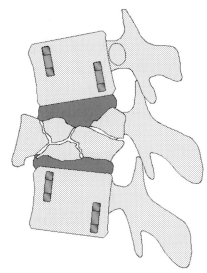

Abb. 79 a Schematische Darstellung einer Fraktur des ersten Lendenwirbels mit Beteiligung der Deck- und Grundplatte und Einengung des Spinalkanales durch ein Hinterkantenfragment.

Abb. 79 b Aufgrund der Beteiligung der Wirbelkörpergrundlplatte ist eine Implantatverankerung im frakturierten Wirbel nicht möglich. In dem Beispiel wird das TSRH Instrumentarium in den Nachbarwirbeln fixiert.

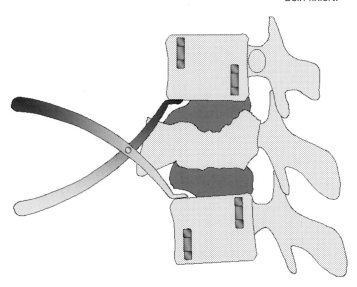

Abb. 79 c Mit einer Distraktionszange werden nach Einschneiden der Bandscheiben die beiden Segmente aufgespreizt, die Wirbelsäule reponiert und zumindest die in den Spinalkanal eingedrungenen Wirbelkörperfragmente entfernt.

solchen Fall ist bei intakten dorsalen Elementen nach posteriorer Metallentfernung eine anteriore Reposition und in der Regel monosegmentale Stabilisierung in Kombination mit einem autologen Knochenspan möglich (Abb. 81 a–c). Nach konservativer Frakturversorgung kann es, sowohl im BWS- als auch im LWS-Bereich, zu einer ausgeprägten Nachkyphosierung bei Kompressionsfrakturen kommen. Im LWS-Bereich stehen statische Probleme an erster Stelle. Im Bereich der Brustwirbelsäule besteht das Risiko der posttraumatischen Syringomyelie (Abb. 82 a–c). Über einen isoliert ventralen Eingriff ist eine Rekonstruktion der vorderen Säule möglich. In der Regel wird ein vorderer Abstützspan mit einem primärstabilen Implantat kombiniert (Abb. 83 a–c). Eine weitere Indikation

Abb. 79 d Der Defekt wird in dem Beispiel mit zwei Fibulasegmenten überbrückt und die Instrumentation wird durch Einfügen der Längsstäbe und eines Querstabilisators komplettiert.

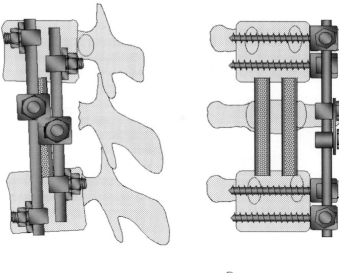

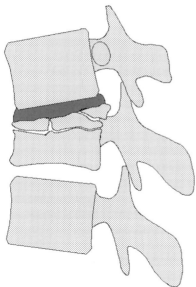

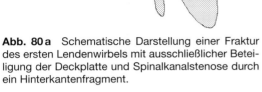

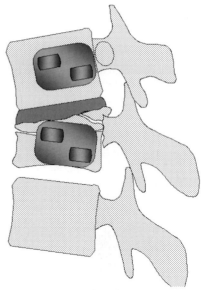

Abb. 80 a Schematische Darstellung einer Fraktur des ersten Lendenwirbels mit ausschließlicher Beteiligung der Deckplatte und Spinalkanalstenose durch ein Hinterkantenfragment.

Abb. 80 b Aufgrund der intakten Grundplatte mit den erhaltenen darüberliegenden Wirbelkörperanteilen ist eine monosegmentale Instrumentation möglich. In dem Beispiel wird das KANEDA-Instrumentarium in BWK12 und LWK1 verankert. Dargestellt ist das Instrumentarium in der Ausführung mit Gewindestäben.

für einen sekundären ventralen Eingriff stellen persistierende Spinalkanalstenosen bei bereits konsolidierten Frakturen dar. Hier ist ventral eine problemlose, risikoarme Dekompression des Spinalkanales möglich. Von dorsal muß in der Regel mit ausgedehnten Vernarbungen gerechnet werden.

Zudem ist die Entfernung größerer knöcherner Wirbelkörperanteile von dorsal nicht unproblematisch. Von ventral kann der Spinalkanal dargestellt werden, anschließend wird mono- oder bisegmental instrumentiert (Abb. 84 a–c).

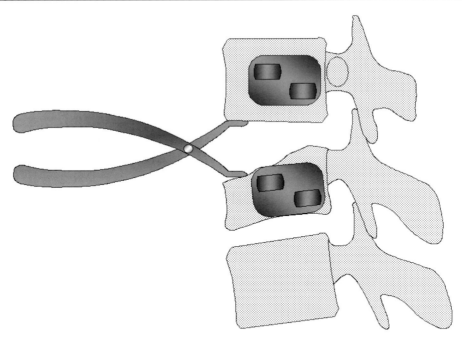

Abb. 80 c Mit einer Spreizzange wird das Segment distrahiert und damit reponiert. Der Spinalkanal wird von ventral dargestellt und dekomprimiert.

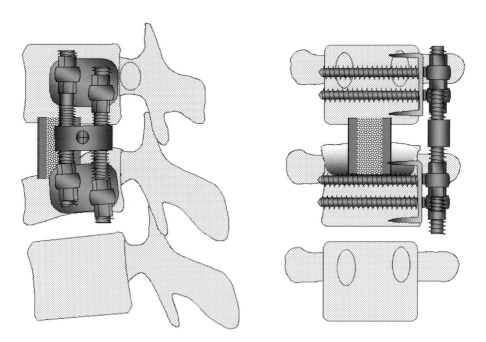

Abb. 80 d In den Defekt wird ein trikortikaler Knochenspan, z. B. aus dem Beckenkamm, eingebracht. Die Instrumentation wird durch Einbringen der Längsstäbe und eines Querstabilisators komplettiert.

Abb. 81 a Röntgenaufnahme der Brust- und Lendenwirbelsäule im a.p.- und seitlichen Strahlengang bei einer 26jährigen Patientin nach LWK1-Fraktur und Reposition sowie Instrumentation mit einem Druckplattenfixateur.

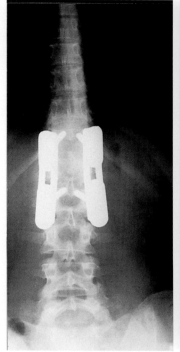
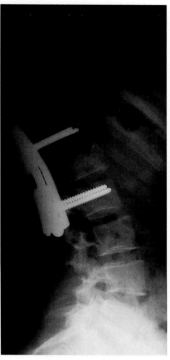

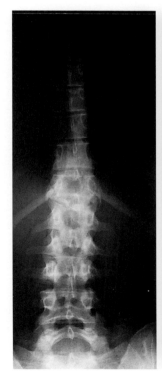
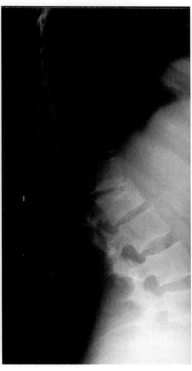

Abb. 81 b Röntgenaufnahme der Brust- und Lendenwirbelsäule im a.p.- und seitlichen Strahlengang nach Metallentfernung. Es zeigt sich eine Kyphosierung im Bereich der verletzten Bandscheibe Th12/L1.

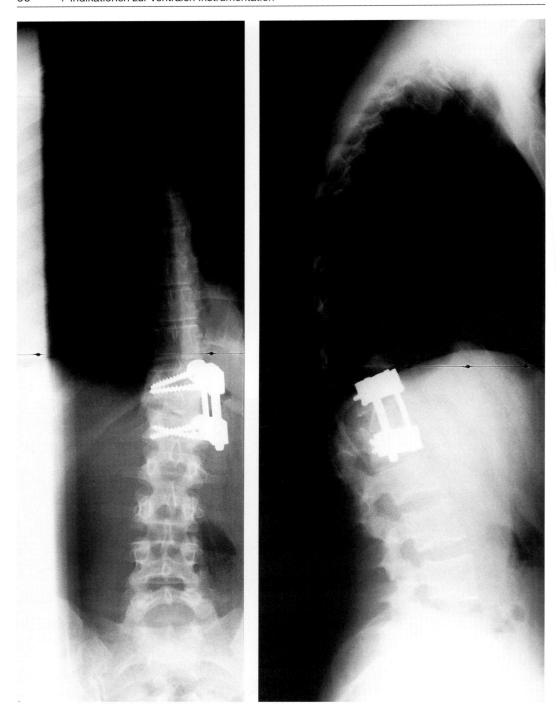

Abb. 81 c   Röntgenaufnahme der Brust- und Lendenwirbelsäule in 2 Ebenen nach ventraler Beckenkamm-spaninterposition, Reposition und Instrumentation mit dem CDH-Instrumentarium. Es zeigt sich nun ein regelrechtes Profil im a.p.- und seitlichen Strahlengang.

Abb. 82a Röntgenaufnahme der Brustwirbelsäule im a.p.- und seitlichen Strahlengang eines 50jährigen Patienten mit Kyphosierung der mittleren BWS bei Zustand nach kindlicher Kompressionsfraktur des 6. Brustwirbels.

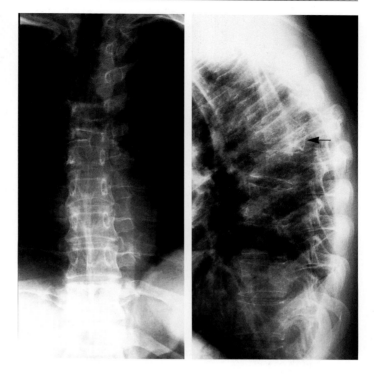

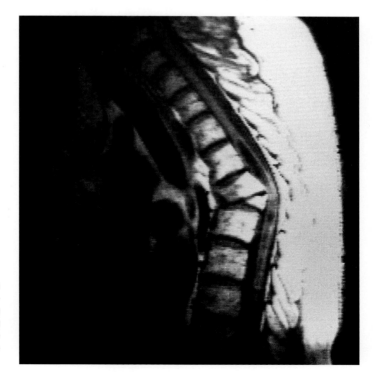

Abb. 82b MRT in T1-Wichtung in sagittaler Schicht der Brustwirbelsäule. Keilförmige Deformierung des 6. Brustwirbels mit Einengung des Spinalkanals und Syringomyelie ober- und unterhalb der Einengung.

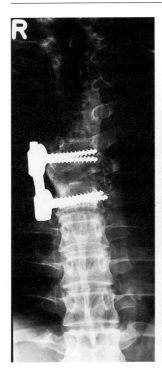
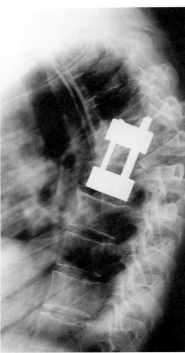

Abb. 82 c Röntgenaufnahme der Brustwirbelsäule im a.p.- und seitlichen Strahlengang nach ventraler Exstirpation des keilförmig deformierten Wirbels, Interposition eines Beckenkammspanes und CDH-Instrumentation.

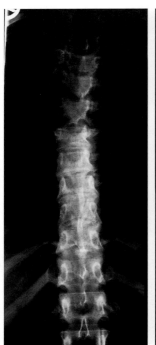
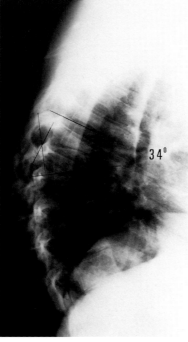

Abb. 83 a Röntgenaufnahme der Brustwirbelsäule im a.p.- und seitlichen Strahlengang bei einer 35jährigen Patientin mit Zustand nach konservativ behandelter Fraktur des 5. Brustwirbels 1,5 Jahre vor der Röntgenaufnahme. Klinisch Zeichen der thorakalen Myelopathie.

Abb. 83b MRT in sagittaler Schicht. T1-Wichtung der Brustwirbelsäule. Es zeigt sich eine ventrale Höhenminderung des 5. Brustwirbels mit Kyphosescheitel in der gleichen Höhe. Der ventrale Subarachnoidalraum ist aufgebraucht.

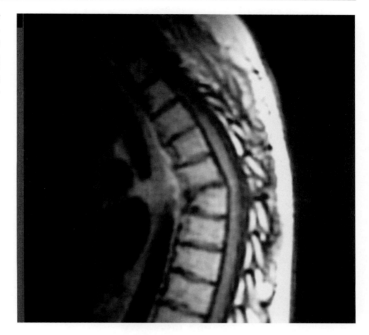

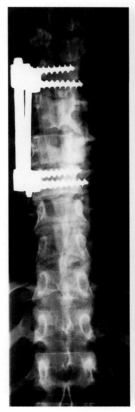
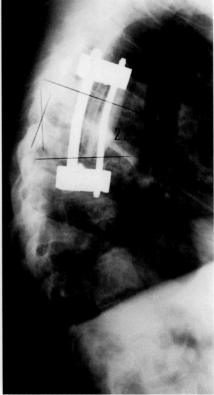

Abb. 83c Röntgenaufnahme der Brustwirbelsäule im a.p.- und seitlichen Strahlengang nach ventraler Aufrichtung, Interposition eines Fibulaspanes und CDH-Spondylodese.

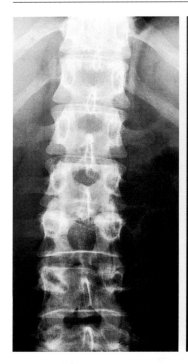
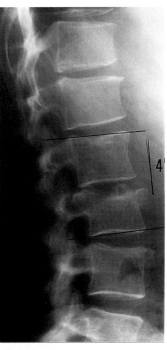

Abb. 84 a Röntgenaufnahme der Lendenwirbelsäule im a.p.- und seitlichen Strahlengang bei einem 36jährigen Patienten mit Zustand nach LWK3-Fraktur und dorsaler Dekompression sowie persistierender spinaler Stenose.

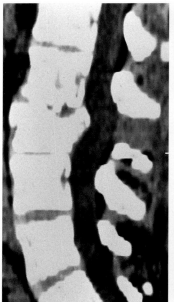
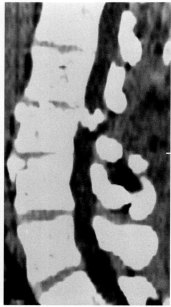

Abb. 84 b CT in sagittaler Rekonstruktion der Lendenwirbelsäule. Es zeigt sich eine Einengung des lumbalen Spinalkanals durch ein Hinterkantenfragment.

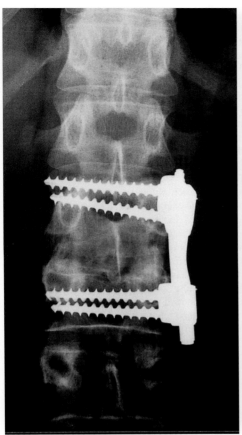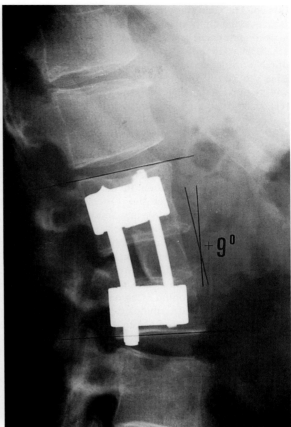

Abb. 84 c Röntgenaufnahme des thorakolumbalen Überganges im a.p.- und seitlichen Strahlengang. Zustand nach ventraler Dekompressions, Entfernung des Hinterkantenfragmentes, Einfügen eines Beckenkammspanes und CDH-Spondylodese.

4.6 Degenerative Veränderung und Instabilität

ISOLA	BWM	CDH	KANEDA	SLOT H-R
TSRH	USIS	Ventro Fix	CASP	Syracuse I Plate
LDI	University Plate			

Degenerative Veränderungen und Instabilitäten stellen für die ventrale Rumpfwirbelsäuleninstrumentation eine Ausnahmeindikation dar. Dies hängt zum einen mit der Lokalisation zusammen. Der Großteil degenerativer Veränderungen ist im Bereich der unteren Lendenwirbelsäule, in der Regel unter Einbezug des 5. Lendenwirbels, lokalisiert. Aus den bereits dargelegten anatomischen Gründen (siehe Kap. 3) ist eine Instrumentation häufig nicht möglich, so daß dorsalen Verfahren der Vorzug gegeben wird. Auf der anderen Seite ist es häufig notwendig, bei degenerativen Veränderungen den Spinalkanal von dorsal darzustellen. Beispiele sind die Neurolyse eines Nerven, die Foraminotomie oder die Laminektomie bei Spinalkanalstenosen. Die ventrale Instrumentation kann nur die Komponenten des pathologischen Geschehens – Kyphose/Skoliose oder Instabilität beeinflussen. Die wesentlich häufigeren Ursachen von Beschwerden im Rahmen degenerativer Wirbelsäulenveränderungen – foraminale Stenose, Bandscheibenvorfall und Narbenbildung, sind nur durch dorsale Verfahren therapierbar (Abb. 85). Eine ventrale Instrumentation ist nur dann sinnvoll, wenn ein alleiniger ventraler Eingriff ausreicht. Ist auch ein dorsaler Eingriff notwendig, empfiehlt sich die dorsale winkelstabile Instrumentation. Entsprechend wurden im eigenen Krankengut weniger als 3% aller aufgrund degenerativer Veränderungen instrumentierter Patienten alleine über einen ventralen Eingriff stabilisiert.

Eine mögliche Indikation in diesem Rahmen stellt die sogenannte „erosive Osteochondrose" dar. Es handelt sich um eine Sonderform der Osteochondrose die mit einer rasch progredienten Zerstörung des Zwischenwirbelraumes sowie mit Instabilität und Kyphosierung einhergeht (Herbsthofer u. Mitarb. 1996). Differentialdiagnostisch ist sie häufig schwierig von der Spondylodiszitis abzugrenzen. Auch hier kommt es zu ausgedehnten Defekten der Deck- und Grundplatten benachbarter Wirbelkörper. Bei der erosiven Osteochondrose fehlen jedoch Entzündungszeichen oder im MR-Tomogramm Hinweise auf intra- und paravertebrale Abszedierung. Die einfachste Unterscheidung ist mit der genannten MR-Tomographie auf-

grund des Signalverhaltens der Bandscheibe möglich. Operativ wird ähnlich wie bei der Spondylodiszitis vorgegangen wobei in der Regel immer monosegmental fusioniert werden kann. Die Deck- und Grundplatten werden angefrischt, die Wirbelsäule wird lordosiert, es wird ein autologer Knochenspan eingebracht und instrumentiert (Abb. 86 a–b). Weitere Indikationen zur ventralen Instrumentation bei degenerativen Veränderungen stellen primäre oder postoperative Instabilitäten, z. B. in Form eines Drehgleitens, dar. Bei einseitiger Höhenminderung wird günstigenfalls über die konkave Seite der Veränderung eingegangen. Durch eine leichte Distraktion ist eine bequeme Reposition möglich (Abb. 87 a–b). Eine Reposition ist auch über die konvexe Seite der Krümmung durch Kompression möglich. Nach Entfernung der Bandscheibe kann die Wirbelsäule problemlos im Sinne einer Kompression oder Derotation reponiert werden (Abb. 88 a–b).

Weitere Indikationen zur ventralen Instrumentation im Rahmen degenerativer Veränderungen ergeben sich bei mehrfach voroperierten Patienten oder hochgradigen Instabilitäten und Deformitäten. Bei solchen komplexen Veränderungen sind befriedigende Ergebnisse häufig nur durch kombinierte ventrodorsale Verfahren zu erzielen (Abb. 89 a–b).

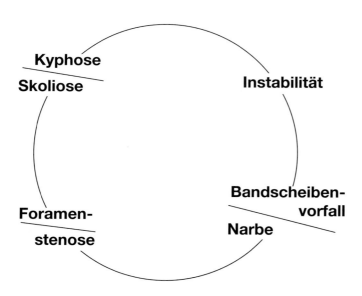

Kyphose

Skoliose

Instabilität

**Bandscheiben-
vorfall**

**Foramen-
stenose**

Narbe

Abb. 85 Pathologische Veränderungen im Rahmen degenerativer Wirbelsäulenerkrankungen. Eine isoliert ventrale Instrumentation kann nur bei den Profilveränderungen (Kyphose/Skoliose) oder der reinen Instabilität eingesetzt werden.

Abb. 86 a Röntgenaufnahme der Lendenwirbelsäule im a.p.- und seitlichen Strahlengang bei einem 59jährigen Patienten mit rasch progredienter erosiver Osteochondrose L2/3. Es zeigt sich eine Kyphosierung sowie eine skoliotische Seitverbiegung im Segment L2/3.

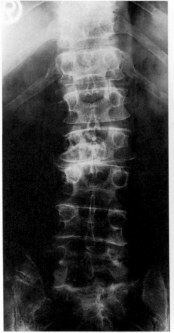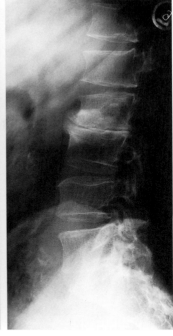

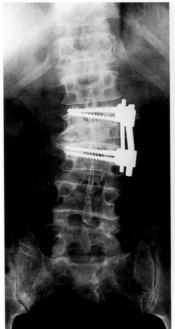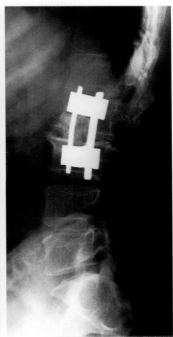

Abb. 86 b Röntgenaufnahme der Lendenwirbelsäule im a.p.- und seitlichen Strahlengang nach ventraler Relordosierung, Einfügen eines Beckenkammspanes und CDH-Spondylodese L2/3.

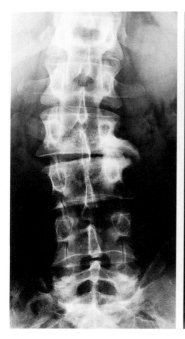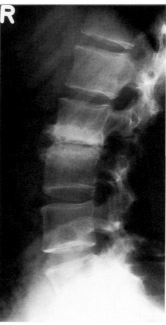

Abb. 87 a Röntgenaufnahme der Lendenwirbelsäule im a.p.- und seitlichen Strahlengang bei einem 41jährigen Patienten mit Zustand nach Hemilaminektomie L2 und insgesamt zweifacher Bandscheibenoperation L2/3. Es zeigt sich ein Drehgleiten mit lateralem Abstützspan.

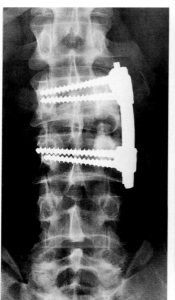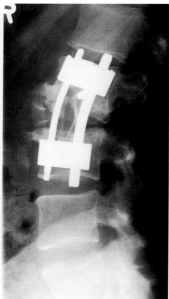

Abb. 87 b Röntgenaufnahme der Lendenwirbelsäule im a.p.- und seitlichen Strahlengang bei Zustand nach ventraler Aufrichtung, Abtragen des Knochenspornes und Einfügen eines Beckenkammes sowie CDH-Spondylodese L2/3.

Abb. 88 a Röntgenaufnahme der Lendenwirbelsäule im a.p.- und seitlichen Strahlengang bei einer 57jährigen Patientin mit Drehgleiten L2/3 und Instabilität L3/4.

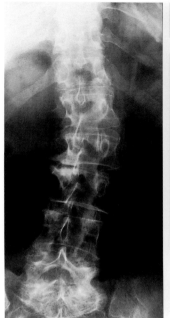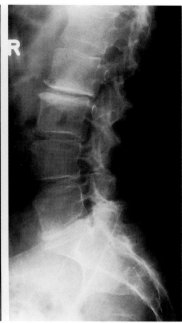

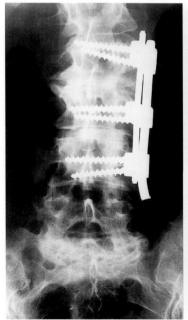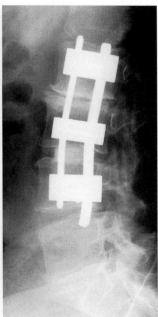

Abb. 88 b Röntgenaufnahme der Lendenwirbelsäule im a.p.- und seitlichen Strahlengang bei Zustand nach ventraler Reposition und Derotation, Einfügen von autologen Knochenspänen und CDH-Spondylodese L2 bis L4.

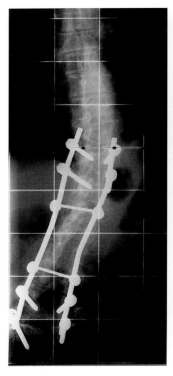
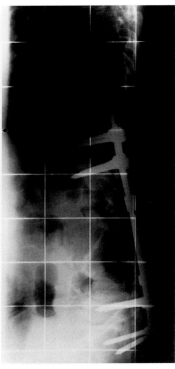

Abb. 89 a Röntgenaufnahme der Lendenwirbelsäule im a.p.- und seitlichen Strahlengang bei einem 55jährigen Patienten. Bei lumbaler Spinalkanalstenose und Bandscheibenvorfällen L4/5 und L5/S1 wurde der Patient insgesamt viermal voroperiert, u. a. wurde eine Serienlaminektomie vorgenommen. Bei dorsaler transpedikulärer Stabilisierung zeigt sich eine Translation der Wirbelsäule mit Steilstellung der unteren Lendenwirbelsäule.

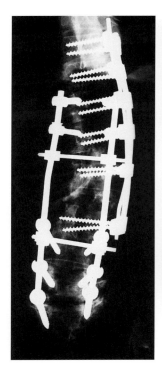
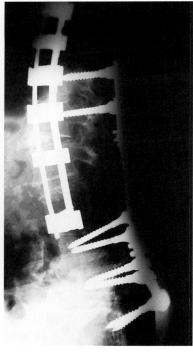

Abb. 89 b Röntgenaufnahme der Lendenwirbelsäule im a.p.- und seitlichen Strahlengang bei Zustand nach dorsaler Respondylodese und ventraler Reposition, Relordosierung und CDH-Spondylodese bis in die Brustwirbelsäule.

5 Ventrale Instrumentarien

Im Rahmen des folgenden Kapitels werden unterschiedliche ventrale Wirbelsäuleninstrumentarien beschrieben. Die Unterteilung erfolgt in ventrale Stabsysteme, Plattensysteme, Implantate zum Wirbelkörperersatz sowie Implantate zur interkorporalen Fusion der Lendenwirbelsäule von dorsal oder ventral. Die Darstellung erhebt keinen Anspruch auf Vollständigkeit. Erwähnt werden die geläufigsten Systeme. Da die Implantate ständig weiterentwickelt werden, handelt es sich um eine Momentaufnahme, die durch die entsprechenden Produktinformationen der jeweiligen Herstellerfirma aktualisiert werden muß. Es werden jedoch alle unterschiedlichen Prinzipien der ventralen Instrumentarien erwähnt. Dem Leser wird empfohlen, vor der Entscheidung für ein bestimmtes System unterschiedliche Implantate dort anzuschauen, wo die jeweilige Methode häufig eingesetzt wird. Bei der im Vergleich zur dorsalen Wirbelsäuleninstrumentation selteneren ventralen Instrumentation ist zu empfehlen, möglichst ein Implantatsystem für das eigene Patientengut auszuwählen um damit ausreichende Erfahrungen erzielen zu können. Die Aufzählung der Instrumentarien dient zur Orientierung auf einem teilweise unübersichtlichen und rasch wachsenden Markt. Die Angaben zur Größe,

Materialbeschaffenheit, Indikation und Implantationstechnik der verschiedenen Systeme werden entsprechend den Herstellerangaben vorgenommen. Eine Gewähr kann hierfür vom Autor nicht übernommen werden. In Tabelle 4 sind die unterschiedlichen Indikationen für den Einsatz der Stab- und Plattensysteme nach den Empfehlungen der Hersteller dargestellt. Die Aufzählung der Implantate erfolgt in alphabetischer Reihenfolge. Zur raschen Orientierung ist das jeweilige Indikationsspektrum in Form einer Tabelle an den Anfang einer jeden Implantatbeschreibung gestellt.

5.1 Ventrale Stabsysteme

Bei den ventralen Stabsystemen kann zwischen Ein- und Doppelstabsystemen sowie zwischen speziell zur ventralen Instrumentation entwickelten Implantaten (z. B. VDS, Kaneda, CDH) oder Instrumentarien, die zunächst zur dorsalen Implantation konstruiert wurden, aber auch ventral angewendet werden können (TSRH, BWM), unterschieden werden. Eine weitere Unterscheidung ist möglich zwischen universellen und indikationsbezogenen Implantaten. So wurde beispielsweise das

Tabelle 4 Indikationsspektrum der Stab- und Plattensysteme nach Herstellerangaben.

	Fraktur	Tumor	Instabilität	Discitis	Deformität
Anterior ISOLA Spinal System	x	x	x		x
BWM Wirbelsäulensystem	x[1]	x[1]	x[1]		x
CDH Universal Anterior Spinal System	x	x	x	x	x
KANEDA SR Anterior Spinal System	x	x	x		x
MADS Münster Anterior Double Rod System					x
H-Rahmensystem nach SLOT	x	x	x		x
Ventrales Fixationssystem nach SLOT	x				
TSRH Spinal System	x	x	x		x
USIS Universal Spinal Instrumentation System	x[1]	x[1]	x[1]		x
Ventro Fix	x	x	x	x	
AO Platten	x[2]	x[2]			
CASP Platte	x	x	x		
SYRACUSE I Plate	x	x	x		
LDI-Anterior Spinal System	x	x	x	x	
University Plate Titanium Anterior System	x	x	x		
Z-Plate	x	x			

[1] In Kombination mit dorsalem Instrumentarium
[2] An der LWS in Kombination mit dorsalem Instrumentarium

Kaneda-System zunächst zur Versorgung von Frakturen, das VDS-System zur Korrektur und Instrumentation der Skoliose entwickelt. Durch die technische Weiterentwicklung der Implantate veränderte sich später auch das Indikationsspektrum.

5.1.1 ANTERIOR ISOLA SPINAL SYSTEM®

Fraktur	Tumor	Insta-bilität	Defor-mität

Das anteriore ISOLA SPINAL SYSTEM (Abb. 90) wurde zur Ergänzung der posterioren ISOLA-Instrumentation entwickelt. Es handelt sich um ein Einstabsystem, welches ursprünglich zur Korrektur von Skoliosen gedacht war. Die Indikationen bestehen jedoch auch bei weiteren Deformitäten wie Lordosen und Kyphosen sowie Frakturen, Tumoren und degenerativ bedingten Instabilitäten.

Das Instrumentarium besteht aus Edelstahl, einzelnen Längsstäben, offenen und geschlossenen Schrauben sowie Unterlagscheiben mit und ohne winkelförmigen Füßen zur Verankerung im Wirbelkörper. Die Längsstäbe sind in 4,75 mm und 6,35 mm Durchmesser lieferbar. Die Schrauben haben einen Durchmesser von 6,25 und 7 mm und eine Länge von 30–45 mm in 5 mm Schritten. Es gibt geschlossene Schrauben, hierbei wird der Stab mit einer Madenschraube, die im Schraubenkopf selbst über ein Maschinengewinde verankert ist, fi-

xiert. Zusätzlich werden offene Schrauben angeboten, hierbei wird der Stab über einen Klammermechanismus ebenfalls mit einer Madenschraube fixiert. Jede Schraube wird mit einer Unterlegscheibe (16 mm Durchmesser) versehen. Eine Alternative stellen Unterlegscheiben mit gewinkelten Füßen zur Verankerung im Wirbelkörper dar. Diese haben einen anterior-posterior Durchmesser von 16 mm sowie eine Länge von 16 mm, 18 mm oder 20 mm.

Operationstechnisch werden bei einer skoliotischen Deformität z. B. der LWS die entsprechenden Wirbel von der Seite mit jeweils einer Schraube bestückt. Am Ende der Krümmung sind geschlossene Schrauben und in der Mitte offene Schrauben zu verwenden. Zur zusätzlichen Fixation empfiehlt es sich, die Unterlagscheibe mit den gewinkelten Füßen an den Endschrauben der Krümmung einzusetzen. Nach Dissektion der Bandscheiben und Anfrischen der Deck- und Grundplatten in dem fusionierten Bereich wird der entsprechend der Skoliose vorgebogene Stab in die Schrauben eingeführt und temporär so fixiert, daß der gebogene Stab noch drehbar in den Schrauben liegt. Anschließend wird über eine Rotation des Stabes die skoliotische Deformität in eine Lordose verwandelt. Hierbei werden die Zwischenwirbelräume mit einem Cobb'schen Raspatorium nach ventral geöffnet. Nach Fixierung des Stabes werden in den Zwischenwirbelraum autologe Spongiosaanteile eingefügt. Durch die Fixierung einer Schraube und die Annäherung der benachbarten Schraube mit einem speziellen Kompressionsinstrumentarium ist

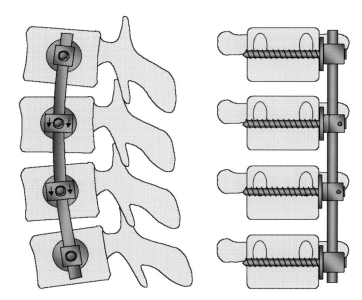

Abb. 90 Anterior ISOLA Spinal System. In den Endwirbeln sind geschlossene Schrauben und in den beiden mittleren Wirbeln offene Schrauben implantiert.

eine weitere Korrektur möglich. Über diesen Weg läßt sich auch bei einer kurzstreckigen Instrumentation eine Kompression oder Distraktion ausüben.

Eine postoperative Miederbehandlung ist optional und wird fallweise entschieden. Eine körperliche Schonung wird den Patienten in der Regel für sechs bis zwölf Monate bis zum radiologisch nachgewiesenen Durchbau der Fusionsstrecke empfohlen.

Herstellung / Vertrieb:
AcroMed
3303 Carnegie Avenue
Cleveland, Ohio 44115
U.S.A.

5.1.2 BWM-Wirbelsäulensystem®

Fraktur	Tumor	Insta-bilität	Defor-mität

Bei dem BWM-Wirbelsäulensystem handelt es sich um ein universelles Instrumentarium mit winkel-stabiler Verbindung zwischen Pedikel- bzw. Wirbelkörperschraube und Längsstab. Es kann dorsal und ventral implantiert werden. Die ventrale Instrumentation wird zur Skoliosekorrektur, ähnlich dem VDS/USIS-System (s. u.), eingesetzt oder zur kurzstreckigen Stabilisierung bei Korporektomien in Kombination mit einem dorsalen Implantat.

Das Instrumentarium besteht aus einem System zur kurzstreckigen Stabilisierung. Hierbei werden unterschiedliche Pedikelschrauben mit einem Spacer-Element kombiniert, welches eine Distraktion und Kompression sowie Rotation erlaubt. Die langstreckige Instrumentation, die wesentliche Indikation ist die Skoliosebehandlung, wird ebenfalls mit Pedikelschrauben oder unterschiedlich geformten Haken sowie mit Gewindestangen von 4 mm und 5 mm Durchmesser oder Distraktionsstäben von 6 mm und 7 mm Durchmesser vorgenommen. Bei der ventralen Instrumentation werden sogenannte „top loading" Pedikelschrauben verwandt. Diese Pedikelschrauben sind mit einem Durchmesser von 5,5 mm, 6,5 mm und 7,5 mm verfügbar, die Schraubenlänge beträgt 30–60 mm in 5 mm Schritten. Zur ventralen Instrumentation werden sie mit einem 4 mm oder 5 mm Gewindestab kombiniert (Abb. 91).

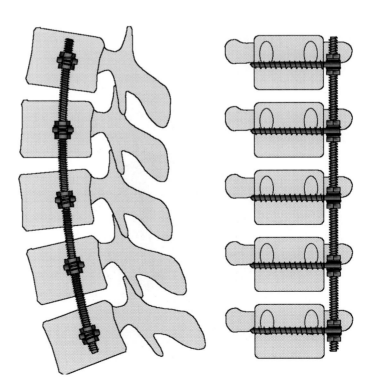

Abb. 91 BWM Wirbelsäulensystem. Ventrale Montage mit „top loading" Pedikelschrauben.

Herstellung / Vertrieb:
Howmedica GmbH
Pfizer Hospital Products Group
Postfach 12
24230 Schönkirchen

5.1.3 CDH Universal Anterior Spinal System®

Fraktur	Tumor	Insta-bilität	Discitis	Defor-mität

Das CDH-Instrumentarium wurde speziell zur ventralen Implantation an der Brust- und Lendenwirbelsäule entwickelt. Es ist universell für alle Indikationen der ventralen Instrumentation einsetzbar, der Indikationsbereich erstreckt sich von der langstreckigen Instrumentation bei Skoliosen und Kyphosen über die kurzstreckige Instrumentation bei Spondylodiszitiden, Tumoren, Frakturen und degenerativen Veränderungen.

Das Implantat ist in einer Stahllegierung sowie in Titan erhältlich. Es besteht aus Wirbelblöcken, zwei unterschiedlich dicken Längsstäben, Wirbelkörperschrauben, keilförmigen Verschlußhülsen sowie einer versenkbaren Schraube zur Fixierung der Hülsen. Die Wirbelblöcke sind 29 mm lang (Ausdehnung anterior-posterior) und 15 mm breit in der Standardausführung (Ausdehnung craniocaudal) sowie in der verkleinerten Ausführung 12 mm breit zur Anwendung an der oberen Brust-

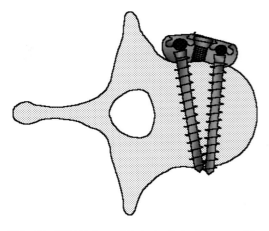

Abb. 92 CDH Universal Anterior Spinal System. Wirbelkörper und Wirbelblock im Querschnitt.

wirbelsäule sowie zur Applikation bei Kindern. An der vorderen Längsseite beträgt die Höhe des Blockes 10 mm und an der hinteren Längsseite 11,4 mm. Das Implantat ist nach allen Richtungen abgerundet. Der Durchmesser der Schrauben zur Verankerung der Blöcke beträgt 5,5 mm, die Länge 30–60 mm, jeweils in 3 mm Schritten. Die Längsstäbe haben einen Durchmesser von 6 mm (dorsaler Stab) bzw. 4 mm (ventraler Stab).

Der Wirbelblock wird mit zwei Wirbelkörperschrauben auf dem seitlichen Wirbelkörper so angebracht, daß die höhere Seite nach dorsal und die flachere Seite nach ventral weist. In dem Wirbelblock sind halbrunde Vertiefungen zur Aufnahme der Längsstäbe eingefräst. Dorsal wird der 6 mm Stab und ventral der 4 mm Stab implantiert. Am Grunde der Einfräsungen befinden sich die Öffnungen für die in den Block versenkbaren Wirbelkörperschrauben. Die Schrauben sind in dem Block im Kopfbereich winkelstabil geführt. Die Verlaufsrichtung der hinteren Schraube weist einen Winkel von 10° nach ventral auf, die der vorderen Schraube einen Winkel von 5° nach dorsal (Abb. 92). Dies bewirkt, daß sich die Schrauben im Wirbelkörper kreuzen und somit einer axialen Auszugskraft einen hohen Widerstand entgegensetzen (siehe Kap. 2.3). Durch die zwangsgeführte Schraubenrichtung der dorsalen Schraube nach ventral wird eine Perforation des Spinalkanales vermieden. Die Fixierung der Stäbe im Wirbelblock erfolgt durch die keilförmigen Verschlußhülsen, die über den Stab in den Wirbelblock eingeschoben werden. Die Plättchen schließen bündig mit dem Oberrand des quaderförmigen Blockes ab. Zur zusätzlichen Sicherung befindet sich in der Mitte des Blockes eine vollversenkbare Schraube, die die Verschlußhülsen verklemmt. Mit dem Implantat ist eine Kompression, Distraktion oder Rotation zwischen den Wirbelblöcken möglich.

Die Operationstechnik zur langstreckigen Fusion (Abb. 93) sowie zur bisegmentalen Fusion nach Korporektomie (Abb. 94) wurden bereits in Kapitel 4.2 und 4.4 dargestellt. Das Implantat ist als reines Zweistabsystem sowohl mono- als auch mehrsegmental anwendbar. Unter Verwendung der kleinen Blöcke ist nach Berücksichtigung der anatomischen Gegebenheit eine Instrumentation der oberen Brustwirbelsäule bis zum 2. Brustwirbel möglich. Die caudale Begrenzung stellt in der Regel der 4. Lendenwirbelkörper, je nach Gefäßverlauf teilweise auch der 5. Lendenwirbelkörper, dar. Aufgrund der Zweistabkonstruktion ist das Implantat primärstabil, so daß die Patienten postoperativ ohne Orthese mobilisiert werden können.

Herstellung / Vertrieb:
Sofamor Danek
B.P. 50302
95940 Roissy CDG CEDEX
Frankreich

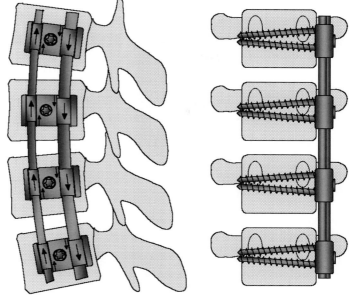

Abb. 93 CDH Universal Anterior Spinal System in der mehrsegmentalen Montage.

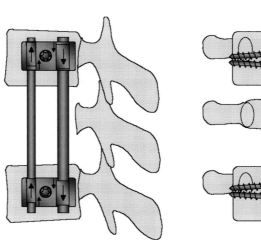

Abb. 94 CDH Universal Anterior Spinal System in der Montage nach Korporektomie.

5.1.4 Kaneda SR Anterior Spinal System®

Fraktur	Tumor	Insta-bilität	Defor-mität

Das Kaneda-System wurde speziell zur ventralen Instrumentation der Rumpfwirbelsäule zunächst bei Frakturen entwickelt. Bei der ersten Version wurden jeweils zwei Schrauben pro Wirbelkörper mit Gewindestäben verbunden. Nach Herstellerangaben war die Instrumentation von Th10 bis L3 möglich. Zwischenzeitlich wurde das Instrumenta-

rium modifiziert (Kaneda SR – smooth rod), es existieren unterschiedlich große Wirbelkörperplatten, so daß in Abhängigkeit der anatomischen Gegebenheiten eine höhere oder tiefere Instrumentation möglich ist. Ebenso erweiterte sich das Indikationsspektrum auf Tumore, Instabilitäten und Deformitäten.

Das Implantat ist in Titan gefertigt. Es besteht aus Wirbelkörperschrauben mit einem Führungsloch im Schraubenkopf (alternativ sind offene Schrauben erhältlich), Längsstäben, Madenschrauben zur Fixierung der Längsstäbe im

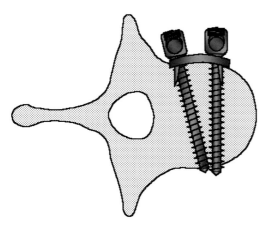

Abb. 95 KANEDA SR Anterior Spinal System. Wirbelkörper und Instrumentarium im Querschnitt.

Größen hergestellt: klein (15 x 26 mm), mittel (18,5 x 25 mm) und groß (20,5 x 27 mm). Die Wirbelkörperplatten sind abgerundet und weisen 4 Spikes auf, die sich später im Wirbel verankern und eine Rotation der Platte verhindern. Die Platten sind richtungsgebunden implantierbar, markiert ist das vordere und das hintere Ende sowie die obere und die untere Seite der Platte. Durch eine spezielle Bohrung sind die Schrauben innerhalb der Platte geführt. Die hintere, dem Spinalkanal zugewandte Schraube wird mit einem Winkel von 10° nach ventral eingebracht. Dies verhindert eine Perforation des Spinalkanals. Die vordere Schraube verläuft gerade parallel zum Spinalkanal (Abb. 95). Querstabilisatoren, mindestens zwei für jede Instrumentation, dienen zur Verbindung der Längsträger. Die Querstabilisatoren gibt es in einer Breite von 13–16 mm in Einzelmillimeterschritten.

Das Instrumentarium ist als reines Zweistabsystem implantierbar. Die Wirbelkörperplatten besitzen jeweils zwei diagonal versetzte Öffnungen für die Schrauben. Die Platten sind auf den seitlichen Wirbelkörpern so gelagert, daß die ventral gelegenen Schraubenöffnungen weiter auseinanderliegen als die dorsal gelegenen; entsprechend ist der ventral gelegene Längsstab länger als der dorsale. Der Stab liegt im Führungsloch des Schraubenkopfes. Mit Hilfe spezieller Distraktions- und Kompressionszangen ist eine entsprechende Distraktion oder Kompression des instrumentierten Wirbelsäulenabschnittes möglich. Nach der stattgehabten äußeren Distraktion oder Kompression erfolgt die Fixierung des Stabes in dem Schraubenkopfloch mit der Madenschraube. Der ventrale und der dor-

Schraubenkopf, Wirbelkörperplatten mit scharfkantigen, wider den Wirbelkörper zu implantierenden Metallecken sowie Querstabilisatoren. Die Dicke der Wirbelkörperschrauben beträgt 6,25 mm bei einer Länge von 35–60 mm in 5 mm Schritten. Die geschlossenen Schraubenköpfe sind zur Aufnahme eines Längsstabes hohlgebohrt. Der Stab wird mit einer Madenschraube fixiert. Alternativ gibt es nach oben hin U-förmig geöffnete Schrauben zur Einlage des Stabes. In diesem Falle wird der Stab mit einer aufschraubbaren Klammer und ebenfalls einer Madenschraube fixiert. Die Dicke der beiden Längsstäbe beträgt 6,35 mm. Die implantierbaren Wirbelkörperplatten werden in drei

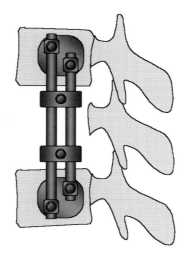

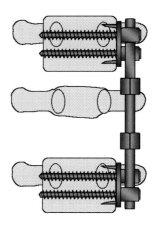

Abb. 96 KANEDA SR Anterior Spinal System in der Montage nach Korporektomie.

sale Stab werden durch mindestens zwei Querstabilisatoren miteinander verbunden. Die Schrauben
werden, wie bereits beschrieben, mit einem Winkel
von 10° nach ventral (hintere Schraube) bzw. parallel zur Wirbelkörperhinterkante (vordere Schraube) eingebracht (Abb. 96).

Nach Angaben des Herstellers ist eine Ruhigstellung in einer Orthese für 4-6 Monate zu empfehlen.

Herstellung / Vertrieb:
AcroMed
3303 Carnegie Avenue
Cleveland, Ohio 44115
U.S.A.

5.1.5 MADS® (Münster Anterior Doublerod System, Halm-Zielke Instrumentation)

Defor-
mität

Das MADS-Instrumentarium stellt eine Weiterentwicklung der VDS/USIS-Instrumentation (siehe Kap. 5.1.9) dar. Die Prinzipien des ventralen
USIS-Systemes (VDS) werden aufgegriffen, der
dünne USIS-Gewindestab wird durch einen soliden ventralen Stab ergänzt. Konstruiert wurde das
Implantat zur primärstabilen ventralen Skoliosekorrektur.

Das Implantat ist in Titan sowie in einer Stahllegierung lieferbar. Es besteht aus einer speziellen
Wirbelkörperplatte zur Aufnahme der Längsstäbe,
einer Spongiosaschraube sowie einer nach oben
offenen oder geschlossenen Schraube zur Aufnahme des Gewindestabes im Schraubenkopf. Weitere Bestandteile sind ein 4 mm Gewindelängsstab
sowie ein solider, an der Oberfläche geriffelter 5
bzw. 6 mm Längsstab. Die Wirbelkörperplatte
(Halm-Platte) ist flach gebogen und schmiegt sich
anatomisch der Seitfläche des Wirbels an. Die über
den Wirbel stehende Höhe beträgt maximal 8,5
mm. Sowohl die Spongiosaschraube als auch die
nach oben oder zur Seite hin offene Schraube zur
späteren Aufnahme des Gewindestabes (analog der
USIS-Schraube) haben einen Durchmesser von
6 mm. Die Länge ist von 25–60 mm in 5 mm
Schritten lieferbar.

Die Halm-Platte wird zunächst seitlich auf den
entsprechenden   Wirbel   aufgeschraubt.   Die
Schraube zur Aufnahme des 4 mm Gewindestabes
liegt dorsal, die Spongiosaschraube ventral. Die
Schrauben konvergieren, wobei die dorsal gelegene

Schraube nach ventral weist und somit eine Perforation des Spinalkanales verhindert. Die Wirbelkörperplatten weisen zur Fläche des Wirbelkörpers
hin vier spikeartige Fortsätze auf, die sich zusätzlich im Wirbel verankern. Der ventrale solide, ge-
riffelte Längsstab wird durch einen Scharnierme-
chanismus auf der Halm-Platte verklemmt. Das
Scharnier wird mit einer Madenschraube verschlossen (Abb. 97). Der Gewindestab wird mit
Muttern bestückt, jeweils ober- und unterhalb der
Schraube zur Aufnahme des Gewindestabes
kommt eine solche Mutter zu liegen. Analog des
VDS-Prinzips (siehe Kap. 5.1.9.) kann die Reposition und Korrektur einer Skoliose durch sukzessive
Kompression auf der Konvexseite der skoliotischen Verkrümmung durch Anziehen der Muttern
auf dem Gewindestab erfolgen. In diesem Falle
wird nach stattgehabter Reposition der ventrale ge-
riffelte Stab eingelegt und dient zur zusätzlichen
Stabilisierung. Es ist jedoch auch möglich, durch
die Rotation des ventralen Stabes zu reponieren.
Der dorsale Stab wird dann eingelegt und dient zur
zusätzlichen Stabilisierung. Die Reposition der Deformität ist jedoch auch durch Kombination beider
Repositionsmechanismen möglich (Abb. 98).

Das System ist primärstabil, so daß eine postoperative Korsettbehandlung entfällt.

Herstellung / Vertrieb:
Schäfer Micomed GmbH
Postfach 16 64
73035 Göppingen

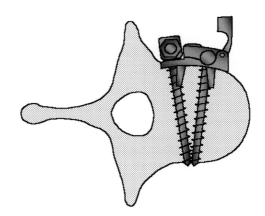

Abb. 97 MADS Münster Anterior Double Rod System. Wirbelkörper und Halm-Platte mit Scharnier-
mechanismus zur Fixierung des ventralen Stabes im
Querschnitt.

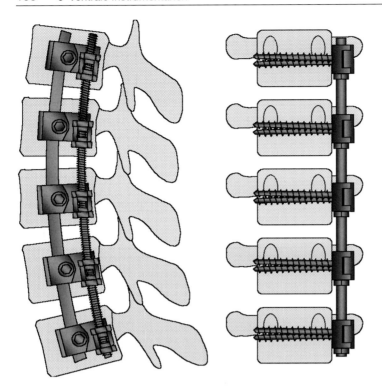

Abb. 98 MADS Münster Anterior Double Rod System in der mehrsegmentalen Montage.

5.1.6 H-Rahmensystem nach Slot®

Fraktur	Tumor	Insta-bilität	Defor-mität

Das H-Rahmensystem nach Slot ist ein universelles Wirbelsäulenimplantat zur dorsalen und ventralen Implantation an der Rumpfwirbelsäule. Das Indikationsspektrum der ventralen Instrumentation umfaßt kurz- und langstreckige Versorgungen, d. h. Frakturen, Tumoren, Instabilitäten, Kyphosen und thorako-lumbale Skoliosen.

Das Instrumentarium besteht aus einer Stahllegierung. Die Montage ist als Ein- und Zweistabsystem möglich.

In der Einstabmontage (Abb. 99), z. B. zur Reposition und Stabilisierung einer Fraktur, wird in den zu instrumentierenden Wirbelkörper möglichst weit dorsal eine 6,5 mm Pedikelschraube eingebracht. Die Schraube sitzt idealerweise in der Mitte des Wirbels. In die nach oben geöffneten Pedikelschrauben wird ein 6 mm dicker Gewindestab eingelegt. Der Gewindestab kann vorgebogen bezogen werden oder entsprechend der Krümmung nachgeformt werden. Ober- und unterhalb der Pedikel-

schraube wird eine spezielle Platte zur Aufnahme der Stabenden eingefügt. Die Platte besitzt eine Hülse, die über den Stab geschoben wird und sich konisch mit der Pedikelschraube verbindet. Die Platte wird mit zwei Corticalis- oder Spongiosaschrauben auf den Wirbelkörper geschraubt. Nach Reposition durch Kompression oder Distraktion des entsprechenden Wirbelsäulenabschnittes wird der Stab durch jeweils eine Mutter gegen die spezielle Wirbelplatte verklemmt und fixiert. In die Hülse der Wirbelplatte ist eine Madenschraube eingelassen, diese fixiert nach Andrehen zusätzlich den Stab gegen Rotation. Durch diese Konstruktion ist jeder Wirbel durch eine Pedikelschraube und zwei Fixationsschrauben der Platte instrumentiert. Bedarfsweise kann ein zweiter Stab ventral von dem beschriebenen Stab fixiert werden, indem eine Schraube zur Fixierung der Wirbelplatte durch eine 5 mm Pedikelschraube ersetzt wird. In diese, ebenfalls nach hinten offene Pedikelschraube wird ein zweiter 6 mm Gewindestab eingelegt und durch jeweils zwei Schrauben mit der Pedikelschraube fixiert. In der Zweistabmontage sind der vordere und hintere Stab nur über die Wirbelplatte miteinander verbunden, eine winkelstabile Verbindung resultiert nicht.

Abb. 99 H-Rahmensystem nach *Slot* in der Einstabmontage nach Korporektomie.

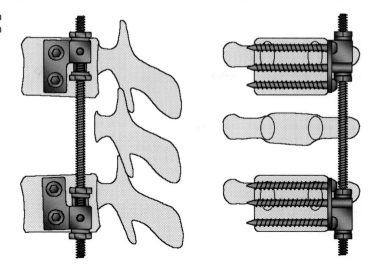

Die Instrumentation der Skoliose erfolgt ähnlich der VDS-Technik (siehe Kap. 5.1.9). Jeder zu instrumentierende Wirbel wird in der Mitte mit einer 6,5 mm Pedikelschraube beschickt. In diese Schraube wird ein vorgebogener Stab (6 mm) eingelegt. Die Enden des Stabes werden, ähnlich der kurzen Instrumentation, mit einer Hülse versehen, mit einer speziellen Wirbelplatte und zwei Kortika-lis- oder Spongiosaschrauben gesichert. Durch ein spezielles Derotationsinstrumentarium kann der Stab gedreht werden, womit die Wirbelsäule reponiert wird. Zudem ist durch die Muttern auf dem Gewindestab, jeweils zwei Muttern fixieren die Pedikelschraube, eine Kompression oder Distraktion des entsprechenden Wirbelsäulenabschnittes möglich (Abb. 100).

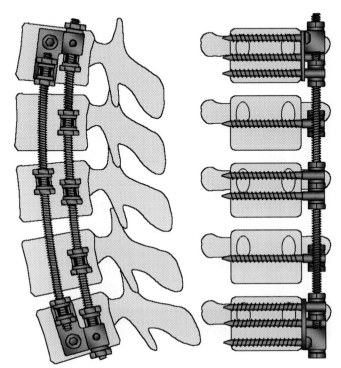

Abb. 100 H-Rahmensystem nach *Slot* in der mehrsegmentalen Montage mit zwei Stäben.

Zur kurzstreckigen Instrumentation wird vom Hersteller postoperativ eine miederfreie Mobilisation empfohlen, bei langstreckiger Instrumentation bzw. bei Skolioseoperationen sollte eine Orthese getragen werden.

Herstellung / Vertrieb:
Waldemar Link GmbH & Co
Barkhausenweg 10
22339 Hamburg

5.1.7 Ventrales Fixationssystem nach Slot®

Fraktur

Das ventrale Fixationssystem nach Slot wurde speziell zur Behandlung von thorako-lumbalen Wirbelfrakturen entwickelt. Es ist als Ein- und Zweistabsystem anwendbar und kompatibel mit dem USIS-Instrumentarium (siehe Kap. 5.1.9).

Das System besteht aus einer Stahllegierung. In der Einstabmontage werden in die Wirbelkörper jeweils eine 6 mm USIS-Universalschraube eingebracht. Die Schraube wird mit einer Unterlagscheibe gegen den Wirbel abgestützt. Die Schrauben werden mit einem Stab von 6 mm Durchmesser verbunden, der an den Enden mit einem 4 mm USIS-Schraubgewinde bestückt ist. Die Fixierung erfolgt mit zwei Schrauben auf dem 4 mm Gewindestab, die die Wirbelkörperschrauben verklemmen.

In der Doppelstabmontage (Abb. 101) werden auf jedem Wirbelkörper eine Doppellochplatte mit jeweils zwei USIS-Universalschrauben 6 mm verankert. Auf den Doppellochplatten befinden sich die Löcher schräg diagonal versetzt. Bei der Wirbelmontage kommen die hinteren Löcher frakturnah zu liegen, so daß der dorsale Stab kürzer als der ventrale Stab bemessen ist. Dorsal oder ventral wird der oben beschriebene 6 mm Slotstab eingelegt, in die noch freien Schrauben wird ein 4 mm Gewindestab verklemmt. Beide Stäbe werden mit einem Kupplungsstück verbunden. Das Kupplungsstück wird mit zwei Muttern auf dem 4 mm Gewindestab verklemmt, hierdurch resultiert eine rotationsstabile Rahmenkonstruktion. Bei osteoporotischem Knochen und höhergradiger Instabilität empfiehlt der Hersteller die beschriebene Doppelstabmontage.

Herstellung / Vertrieb:
Fa. Heinrich C. Ulrich
Münsterplatz 15
89073 Ulm

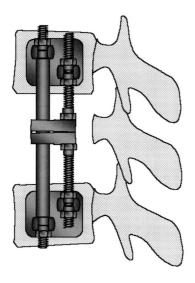

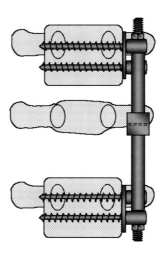

Abb. 101 Ventrales Fixationssystem nach *Slot* in der Zweistabmontage nach Korporektomie.

5.1.8 TSRH Spinal System®

Fraktur	Tumor	Insta-bilität	Defor-mität

Das TSRH-Implantat ist zur universellen Anwendung an der Rumpfwirbelsäule, d. h. zur dorsalen und ventralen Instrumentation, entwickelt worden. Indikationen für den ventralen Einsatz stellen Frakturen, Tumore, Instabilitäten und Deformitäten dar.

Das Implantat besteht aus Längsstäben, Wirbelkörperschrauben mit einem U-förmigen Kopf und Stabhalterungsbolzen. Zur mehrsegmentalen Instrumentation, beispielsweise bei Skoliosen oder Kyphosen, wird es in der Regel als Einstabsystem angewendet. Bei der Verwendung als Zweistabsystem zur kurzstreckigen Stabilisierung bei Frakturen oder Tumoren werden zusätzlich Querstabilisatoren implantiert (Abb. 102). Die verwendeten Wirbelkörperschrauben mit einem U-förmigen Kopf nehmen später den Längsstab sowie einen Stabhalterungsbolzen auf. Die Schraubendicke beträgt 5,5, 6,5 oder 7,5 mm bei einer Länge von 25–70 mm in 5 mm Schritten. Das Implantat besteht aus einer Stahllegierung.

Die Längsstäbe werden in drei Dicken gefertigt: $^3/_{16}$ Zoll, $^1/_4$ Zoll und 7 mm Durchmesser. Die Querverbinder, zur Verwendung bei der Zweistabmontage, werden in einer Breite von 9,5–70 mm (zur dorsalen Anwendung) in Schritten von 3,2 mm hergestellt. Bei den verwendeten Längsstäben ist der $^1/_4$ Zoll Längsstab in einer extrasteifen Ausführung lieferbar. Zur Einstabmontage wird diese Ausführung empfohlen.

Der Längsstab wird mit Hilfe von Halterungsbolzen an den Schraubenköpfen fixiert. Der einzelne Bolzen besteht aus einer Schraube mit einem kurzen Gewindeteil und einem Führungsloch im Schraubenkopf. Für jede Schraube wird ein Bolzen auf den Stab geschoben, wobei der Stab im Führungsloch des Bolzens liegt. Der Bolzen wird in den U-förmigen Schraubenkopf gelegt; dabei liegt der Stab neben dem Schraubenkopf. Durch Festdrehen der Mutter am Bolzen wird der Stab an den Schraubenkopf herangezogen und dadurch fixiert.

Bei Verwendung als Einstabsystem (Abb. 103) werden die entsprechenden Wirbelkörper lateral dorsal mit jeweils einer Schraube und wahlweise mit einer Unterlegscheibe bestückt. Die Schraubenimplantation erfolgt in der Mitte des Wirbelkörpers parallel zur Wirbelkörperhinterwand. Mit Hilfe spezieller Kompressions- und Distraktionszangen ist die Ausübung von Kompressions- und Distraktionskräften möglich, ebenso kann eine Rotation des Stabes erfolgen.

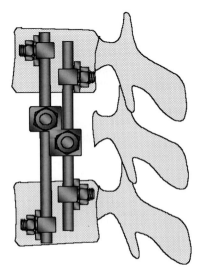
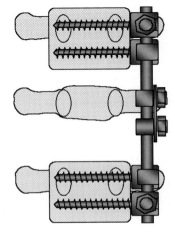

Abb. 102 TSRH Spinal System in der Zweistabmontage mit Querstabilisator nach Korporektomie.

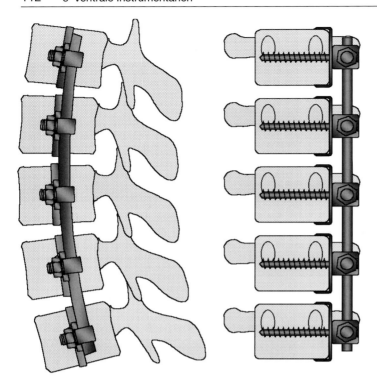

Abb. 103 TSRH Spinal System in der mehrsegmentalen Montage mit einem Stab.

In der Zweistabmontage, hier ist die Indikation in der Regel die kurzstreckige Instrumentation nach Korporektomie im Rahmen von Tumoren oder Frakturen, wird jeder Wirbelkörper mit zwei Schrauben bestückt. Die Schrauben werden in der Regel diagonal versetzt, der hintere Stab kommt ventral der Schraube und der vordere Stab dorsal der Schraube zu liegen. Analog dem Einstabverfahren erfolgt die Verklemmung des Stabes mit den Schrauben mit Hilfe eines Halterungsbolzens. Mit diesen Halterungsbolzen wird ebenfalls mindestens ein Querzug implantiert, der beide Stäbe winkelstabil verbindet.

In der Nachbehandlung wird das Tragen einer Orthese empfohlen.

Herstellung / Vertrieb:
Sofamor Danek
B.P. 50302
95940 Roissy CDG CEDEX
Frankreich

5.1.9 USIS-System® (Universal Spinal Instrumentation System)

Fraktur	Tumor	Insta-bilität	Defor-mität

Das USIS-System stellt ein universales Wirbelsäuleninstrumentarium zur Anwendung an der Brust- und Lendenwirbelsäule dar. Das System ist sowohl dorsal als auch ventral implantierbar. Die ventrale Instrumentation wurde als VDS (ventrale Derotations-Spondylodese) 1975 von Zielke und Mitarbeitern (Zielke u. Mitarb. 1975, 1976) zur Skoliosekorrektur eingeführt. In Kombination mit ventralen Platzhaltern oder einer zusätzlichen dorsalen Instrumentation wird es mittlerweile auch bei Frakturen, Tumoren und Instabilitäten eingesetzt. Zur alleinigen ventralen Instrumentation kommt das USIS-Instrumentarium in der Regel nur bei Skoliosen zur Anwendung.

Das System besteht aus Gewindelängsstäben, Schrauben und Muttern sowie unterschiedlichen Unterlagscheiben. Es ist in einer Stahllegierung sowie in Titan erhältlich. Die Gewindestäbe haben einen Durchmesser von 3 mm, 4 mm oder 5 mm. Zur ventralen Skoliosekorrektur oder zur Behandlung des Morbus Bechterew kommt in der Regel der flexible 3 mm Gewindestab zum Einsatz. Die dickeren Stäbe werden vorwiegend zur kurzstreckigen Instrumentation oder dorsal eingesetzt. Die Wirbelkörperschrauben haben einen Durchmesser von 4,5 mm, 6 mm oder 7 mm. Sie sind nach oben oder zur Seite hin (C-förmig) geöffnet. Die Verbindung der Wirbelkörperschrauben mit dem Längsstab erfolgt durch zwei Muttern, die sich konisch in den Kopf der Schraube senken. Die Schrauben werden ventral unter Verwendung von Unterlagscheiben (16 und 18 mm) eingesetzt. Die Unterlagscheiben vergrößern die Kontaktfläche zum Knochen. Durch die Verschiebung der Schrauben auf dem Gewindestab mit Hilfe der Muttern ist eine Distraktion oder Kompression möglich. Durch einen speziellen Derotator läßt sich der instrumentierte Wirbelsäulenabschnitt rotieren.

Neben den runden Unterlagscheiben werden noch gewinkelte Unterlagscheiben zur Verankerung im Wirbelkörper geliefert.

Die Wirbelkörperschrauben sind in einer Länge von 25–60 mm in jeweils 5 mm Schritten erhältlich (Abb. 104).

In der VDS-Technik (ventrale Derotations-Spondylodese), hierbei wird das USIS-System zur Skoliosekorrektur eingesetzt, wird der Gewindestab zur Kompression verwendet. Jeder Wirbelkörper wird mit einer Schraube zur Aufnahme des Gewindestabes bestückt. Die Wirbel werden von cranial nach caudal besetzt, wobei in der Regel die Neutralwirbel in die Spondylodesenstrecke einbezogen werden. Die Schraubenlänge wird nach zuvoriger Messung der Wirbelkörperbreite gewählt, eine beidseitige Kortikalisperforation erhöht die Verankerungsfestigkeit. Die Schrauben werden jeweils mit einer Unterlagscheibe verwendet. Am Ende der Spondylodesestrecke werden seitlich geöffnete Schrauben angebracht, um das Herausfedern des Gewindestabes zu vermeiden. Die Öffnung weist hier in der Regel nach vorne, zur zusätzlichen Sicherung können auch die benachbarten Wirbel mit in diesem Fall nach hinten geöffneten Schrauben bestückt werden. Die Schrauben in der Mitte der Spondylodesenstrecke sind nach oben geöffnet. Zur zusätzlichen Derotation ist es möglich, die Schrauben jeweils an einer anderen Stelle des Wirbelkörpers zu fixieren. Die an den Endpunkten der Instrumentation gelegenen Schrauben werden 1 cm weiter ventral als die Schrauben am

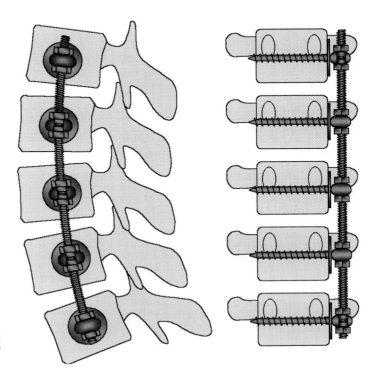

Abb. 104 USIS Universal Spinal Instrumentation System in der mehrsegmentalen Montage.

Scheitel der Krümmung plaziert. Der Gewindestab wird mit Muttern bestückt und in die Schraubenöffnungen eingelegt. Die auf dem Stab befindlichen Muttern werden in Richtung auf den Scheitelpunkt angezogen. Mit Hilfe dieser konvexseitigen Zuggurtung wird die Krümmung korrigiert. Durch die Anwendung eines zusätzlichen Instrumentes, des Derotators, sowie bedingt durch die oben beschriebene Schraubenplazierung, wird eine dreidimensionale Korrektur erreicht. Der Derotator arbeitet nach dem Dreipunktprinzip. Ansatzpunkte der Kraft sind die Endschrauben sowie die Mitte des Kompressionsstabes. Die Restkrümmung in der Frontalebene wird in die Sagittalebene gedreht, wodurch eine Derotation und im Idealfall eine Lordosierung zustandekommen. Dabei klaffen die Bandscheibenräume ventral auseinander und müssen mit druckfesten Knochenspänen aufgefüllt werden. Am Ende der Reposition wird der Gewindestab erneut komprimiert. Die Nachbehandlung erfolgt in einem solchen Falle mittels einer Rumpforthese bis zur knöchernen Konsolidierung, die in der Regel nach 6 Monaten erreicht ist.

Zur kurzstreckigen Instrumentation können auch die dickeren Gewindestäbe mit entsprechend dickeren Schrauben verwandt werden. Die Einstabinstrumentation wird in der Regel mit einem stabilen Platzhalter sowie mit einer dorsalen Spondylodese kombiniert.

Bei alleiniger ventraler Anwendung des USIS-Instrumentariums, z. B. bei einer Skoliose, ist postoperativ eine Orthese erforderlich. In Kombination mit einem winkelstabilen dorsalen Implantat ist in der Regel eine orthesenfreie Mobilisierung möglich.

Herstellung / Vertrieb:
Fa. Heinrich C. Ulrich
Münsterplatz 15
89073 Ulm

5.1.10 Ventro Fix®

Fraktur	Tumor	Insta-bilität	Discitis

Das Ventro Fix System wurde speziell zur ventralen Anwendung an der Rumpfwirbelsäule entwickelt. Das Implantat ist nach Herstellerangaben je nach Montage (Ein- oder Zweistab) von Th4 bis L5 einsetzbar. Indikationen für den Einsatz des Implantates stellen Frakturen, Tumoren und Infekte,

degenerative Instabilitäten sowie posttraumatische Kyphosen dar. Kontraindikationen bilden schwere Osteoporosen sowie Skoliosen.

Das Instrumentarium besteht aus Titan. Es besteht die Möglichkeit der Ein- oder Zweistabmontage. Die Stäbe werden mit unterschiedlichen sogenannten „Backen" verbunden. Es bestehen insgesamt vier Backentypen, die untereinander kombinierbar sind. Diese werden mit ein oder zwei Schrauben im Wirbel fixiert. Diese sogenannten „Verriegelungsschrauben" besitzen zur Fixation im Wirbelkörper ein selbstschneidendes Spongiosagewinde und am Ende ein Maschinengewinde, welches zu einer winkelstabilen Verbindung zwischen Schraube und Backe führt.

Die Doppelbacken mit konvergierendem Schraubenverlauf (Abb. 105) weisen eine vordere Höhe von 7 mm und eine hintere Höhe von 10,5 mm auf. Die Breite beträgt 26 bzw. maximal 32 mm. Die Parallelverbinder weisen eine Größe von 6 x 6 mm auf. Die zur Längsverbindung verwandten Stäbe haben einen Durchmesser von 6 mm. Die Schrauben sind selbstschneidend mit einem Gewindedurchmesser von 7,5 mm, sie sind in 5 mm Schritten von 25 mm bis 55 mm lieferbar. Eine Distraktion bzw. Kompression des Wirbelsäulenabschnittes ist mit speziellen Spreizzangen oder Kompressionszangen über das Implantat selbst möglich. Eine andere Möglichkeit besteht in der Reposition vor Instrumentation ebenfalls mit Spreizzangen. Falls eine Reposition vor der Instrumentation erfolgt, kann die Distanz mit einem eingefügten Platzhalter gehalten werden. Das System läßt sich dann außerhalb des Körpers fest montie-

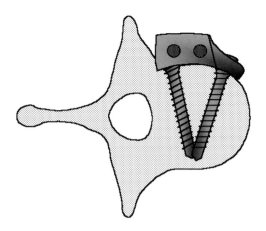

Abb. 105 Ventro Fix. Wirbelkörper und Instrumentarium (Doppelbacke) im Querschnitt.

Abb. 106 Ventro Fix in der mehrsegmentalen Montage mit einem Stab und Einzelbacken.

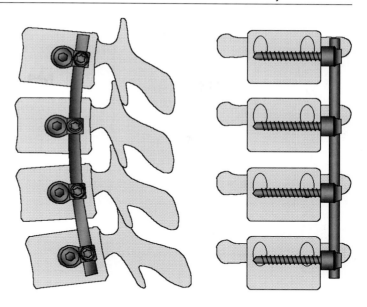

ren und ähnlich wie eine Platte nur zur Fixierung einbringen. Bei der Einstabmontage (Abb. 106) wird die Einzelbacke nur mit jeweils einer Schraube verankert. Aufgrund einer mangelnden Winkelstabilität ist diese Konstruktion nur in der Brustwirbelsäule oder in Kombination mit dorsalen Verfahren zu empfehlen. Die Zweistabtechnik kann jedoch auch mit Einzelbacken erfolgen, hierbei werden die Stäbe mit einem Querstabilisator verbunden (Abb. 107). Die Doppelbacken werden mit je-

weils zwei Schrauben fixiert, wobei die konvergierende Schraubenrichtung vorgegeben ist. Die Längsstäbe werden mit Madenschrauben in den Backen stabil verankert (Abb. 108).

Herstellung / Vertrieb:
Fa. Stratec Medical   /   Synthes GmbH
Eimattstr. 3   Im Kirchenhürstle 4–6
CH 4436 Oberdorf   79224 Umkirch
SCHWEIZ

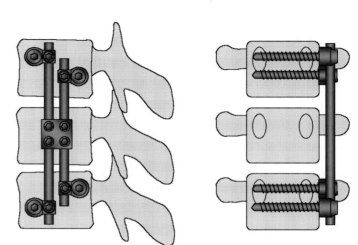

Abb. 107 Ventro Fix in der bisegmentalen Montage mit zwei Stäben, Einzelbacken und einem Querstabilisator.

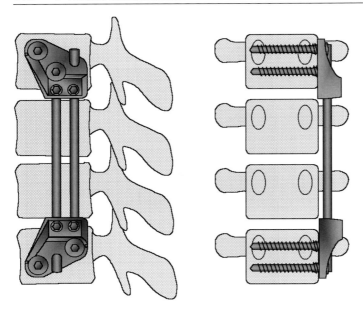

Abb. 108 Ventro Fix in der mehrsegmentalen Montage mit zwei Stäben und Doppelbacken.

5.2 Plattensysteme

Die Verwendung von Platten zur ventralen Wirbelsäuleninstrumentation ist von der Halswirbelsäule her ein bekanntes Verfahren. Hier werden die Platten ventral positioniert und in der Regel mit jeweils zwei Schrauben pro Wirbel fixiert. An der Rumpfwirbelsäule gibt es Erfahrungen mit der ventralen Plattenspondylodese insbesondere bei Frakturen. Hier wurden konventionelle AO-Platten in Kombination mit einer Defektüberbrückung durch einen Knochenspan eingesetzt. Der Nachteil dieser konventionellen AO-Platten besteht in der mangelnden Stabilität der Verbindung von Schraube und Platte. Es besteht insbesondere keine winkelstabile Verbindung, so daß eine Translation der Instrumentation möglich ist. Aus diesem Grunde wurden spezielle Plattensysteme entwickelt, die in der Regel zur kurzstreckigen Instrumentation über ein oder zwei Segmente eingesetzt werden. Indikationen stellen in erster Linie Frakturen und Tumore dar. Deformitäten, insbesondere Skoliosen, lassen sich mit ventralen Plattensystemen nicht instrumentieren. Zudem ist eine Reposition über das Implantat, wie dies bei den ventralen Stabsystemen problemlos möglich ist, in der Regel bei Platten nicht durchführbar. Die wesentlichen Vorteile der Platteninstrumentation stellen das flache Profil dar, welches sich gut der Wirbelsäule anpassen läßt.

5.2.1 AO-Standardplatten und davon abgeleitete Systeme (CASP-Plate®, Syracuse I-Plate®)

Fraktur	Tumor	Instabilität

Es besteht die Möglichkeit, eine ventrale Stabilisierung im Rahmen einer Korporektomie (bei Tumoren oder Frakturen) mit AO-Platten vorzunehmen. Eine winkelstabile Verbindung zwischen Platte und Schraube ist jedoch nicht gegeben, so daß keine primärstabile Fusion resultiert. Die Plattenstabilisierung kann somit allenfalls im Brustwirbelsäulenbereich in Kombination mit einer Orthese oder im Lendenwirbelsäulenbereich in Kombination mit einer dorsalen transpedikulären Verschraubung empfohlen werden. Bei Verwendung von einer Platte sollte man die 4,5 mm DCP Femoral- oder Tibiaplatte verwenden. Zur zusätzlichen Stabilisierung können zwei Platten eingebracht werden, wobei ein gekreuzter Schraubenverlauf resultiert. Es werden 6,5 mm Spongiosaschrauben angewandt.

Weiterentwicklungen der ventralen AO-Plattenosteosynthese stellen die Syracuse I-Plate sowie die CASP-Plate dar. Indikationen sind Tumoren, Frakturen und degenerative Instabilitäten.

Die Syracuse I-Plate (Abb. 109) ist eine modifizierte AO-Platte. Die oberen und unteren Enden der Platte wurden zur Aufnahme von je zwei Schrauben verbreitert, die Löcher im mittleren Teil der Platte wurden entfernt. Die Platte ist bogenförmig geformt zur besseren Anpassung an den Wirbelkörper. Die Verankerung erfolgt mit 6,5 mm Spongiosaschrauben. Die Platten sind in einer Länge von 70, 80 und 90 mm lieferbar. Die Spongiosaschrauben verlaufen in einem gekreuzten Winkel (Abb. 110). Die Löcher zur Aufnahme der Schrauben in der Platte wurden verstärkt.

Eine weitere Modifikation der ventralen AO-Platten stellt die CASP-Plate dar (Contured Anterior Spinal Plate System – Abb. 111). Wie die Syracuse I-Plate ist die CASP-Plate aus einer Stahllegierung gefertigt. Die Plattenlänge beträgt 6,9 cm bei einer Breite von 2,5 cm und einer Dicke von 0,5 cm. Die Platte ist halbrund gefertigt, so daß sie sich seitlich an die Wirbelsäule anpaßt. In drei versetzten Reihen sind Löcher zur Aufnahme von Schrauben angebracht. Die Verankerung erfolgt mit maximal drei Schrauben pro Wirbel in paralleler Verlaufsrichtung. Verwandt werden 6,5 mm Spongiosaschrauben.

Abb. 109 SYRACUSE I Platte nach Korporektomie

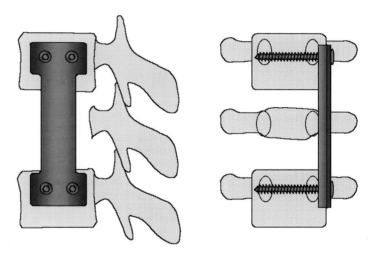

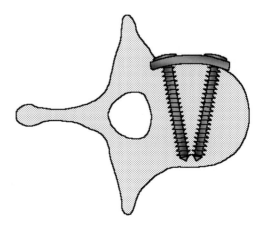

Abb. 110 SYRACUSE I Platte. Wirbelkörper und Instrumentarium im Querschnitt.

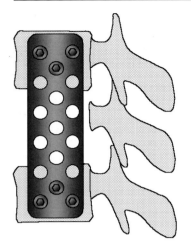

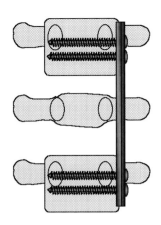

Abb. 111 CASP Platte nach Korporektomie.

5.2.2 LDI-Anterior Spinal System®

Fraktur	Tumor	Insta-bilität	Discitis

Bei dem LDI-Anterior Spinal System handelt es sich um eine spezielle Plattenkonstruktion zur Anwendung an der ventralen Rumpfwirbelsäule. Indikationen stellen Tumore, Entzündungen und Frakturen mit Destruktion von ein oder maximal zwei Wirbelkörpern sowie degenerative Instabilitäten dar.

Das System besteht aus Titan. Verwendet werden unterschiedlich lange Platten, die mit einer Schraube auf einen Wirbelblock aufgeschraubt werden. Der Wirbelblock wird mit zwei oder drei bicortical zu verankernden Schrauben mit dem Wirbelkörper verbunden. Das Implantat zeichnet sich durch ein niedriges Profil aus, die seitliche Dicke übersteigt an keiner Stelle 10 mm. Mit Hilfe einer äußeren Spannvorrichtung ist eine Distraktion oder Kompression des instrumentierten Wirbelsäulenabschnittes möglich. Es werden zwei Typen von Wirbelblöcken zur Verfügung gestellt, einmal zur Aufnahme von drei und einmal zur Aufnahme von zwei Schrauben. Zur Anwendung zwischen T4 und T10 sind die Platten mit zwei Schraubenlöchern vorgesehen. Bei größeren Wirbeln unterhalb T10 ist die Verwendung der Wirbelplatten mit drei Löchern möglich. Bei den Schrauben handelt es sich um Spongiosaschrauben mit einem Durchmesser von 5,5 mm und einer Länge von 30–57 mm in Schritten von 3 mm. Die Verbindungsplatten sind in einer Länge von 26–90 mm

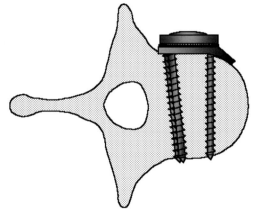

Abb. 112 LDI-Anterior Spinal System. Wirbelkörper und Instrumentarium im Querschnitt.

verfügbar. Mit zunehmender Länge steigt die Dicke der Platten von minimal 3 auf maximal 4,6 mm. Zur rotationsstabilen Verankerung zwischen Platte und Wirbelblock ist eine Riffelung auf beiden Implantaten vorgesehen. Zum Ausgleich einer Höhendifferenz (Translation) zwischen den zu instrumentierenden Wirbeln gibt es Unterlagscheiben mit einer Dicke von 2–6 mm, die zwischen Block und Platte eingefügt werden.

Operationstechnisch werden zunächst die Wirbelblocks auf die entsprechenden Wirbel verschraubt. Günstigenfalls mit jeweils drei Schrauben, wobei eine bicorticale Verankerung angestrebt wird. Zur späteren problemlosen Fixation der Platte ist es erforderlich, daß die Blocks absolut

Abb. 113 LDI-Anterior Spinal System nach Korporektomie.

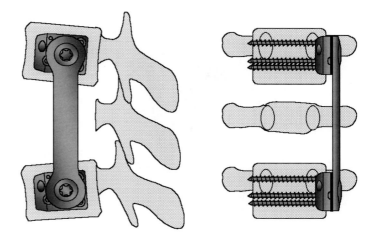

parallel zueinander stehen. Die dorsale, dem Spinalkanal zugewandte Schraube sollte dabei mit einem Winkel von ca. 6° nach ventral eingeführt werden (Abb. 112). Dies soll eine Perforation des Spinalkanals verhindern. Nach Fixation der Platten kann eine äußere Spannvorrichtung aufgesetzt werden, es kann eine Kompression oder Distraktion ausgeübt werden. In diesem Zustand ist es möglich, in den Defekt einen Platzhalter einzufügen, dieser kann anschließend erneut komprimiert werden. Mit einer Meßlehre wird die erforderliche Plattenlänge bestimmt, die Platte wird anschließend aufgeschraubt (Abb. 113). Wie beschrieben, wird eine Translation durch Unterlagscheiben ausgeglichen. Bei einer stabilen bicorticalen Verankerung und guter Knochenqualität ist eine postoperative Orthese nicht erforderlich.

Herstellung / Vertrieb:
Sofamor Danek
B.P. 50302
95940 Roissy CDG CEDEX
Frankreich

5.2.3 University Plate Titanium Anterior System®

Fraktur	Tumor	Instabilität

Das University Plate System wurde speziell zur Anwendung im Thorakolumbalbereich konstruiert. Nach Herstellerangaben soll es zwischen T10 und L3 eingesetzt werden. Als Indikationen gelten Wirbelkörperfrakturen, Tumore und degenerative Instabilitäten.

Das System besteht aus Titanplatten mit schlitzförmigen Löchern zur Aufnahme von Schrauben (zwei Schrauben pro Wirbelkörper), Doppelgewindeschrauben sowie einfachen Spongiosaschrauben. Die Platten sind in einer Länge von 70–100 mm in 10 mm Schritten erhältlich. Es werden weiterhin zwei Spezialplatten gefertigt, die im caudalen Anteil angeschrägt sind, um einen Gefäßkontakt zu den Iliacalgefäßen bei tief lumbaler Instrumentation zu vermeiden. Diese Platten werden in einer Länge von 95 und 105 mm hergestellt. Die dorsal zu applizierenden Doppelgewindeschrauben sind auf der einen Seite mit einem Corticalisgewinde von 7 mm Durchmesser ausgestattet, auf der anderen Seite mit einem Maschinengewinde. Die ventral zu applizierenden Spongiosaschrauben haben einen Durchmesser von 6,25 mm. Diese Schrauben sind in einer Länge zwischen 30 und 60 mm in 5 mm Schritten erhältlich.

Operationstechnisch wird zunächst zum Beispiel bei einer Korporektomie, der Wirbelkörper entfernt. Mittels eines externen Wirbelkörperspreizers wird die Reposition vorgenommen. Ein Platzhalter wird in den Korporektomiedefekt eingefügt und die Spreizzange wird entfernt. Anschließend werden seitlich überstehende Osteophyten abgetragen. Unterschiedlich lange Plattenschablonen stehen zur Auswahl der korrekten Plattenlänge zur Verfügung. Die entsprechende Platte wird seitlich auf die Wirbelsäule aufgelegt, zunächst werden die dorsalen Löcher gebohrt. Hierbei wird die Bohrrichtung in leichter Kippung nach ventral gewählt, um eine

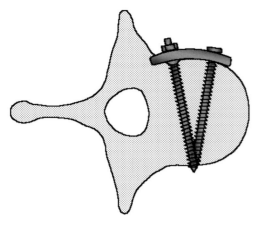

Abb. 114 University Plate Titanium Anterior System. Wirbelkörper und Instrumentarium im Querschnitt.

einer zusätzlichen Sicherung und Stabilisierung der Platte (Abb. 115). Auch hier ist eine Kompression des Platzhalters vor endgültigem Anziehen der Schraube möglich. Fakultativ kann in Höhe des Korporektomiedefekts eine Corticalisschraube zur Sicherung eines eingebrachten Knochenspanes verwandt werden.

Postoperativ wird eine Korsettversorgung für 4–6 Monate empfohlen.

Herstellung / Vertrieb:
AcroMed
3303 Carnegie Avenue
Cleveland, Ohio 44115
U.S.A.

5.2.4 Z-Plate®

Fraktur	Tumor

Perforation des Spinalkanals zu verhindern (Abb. 114). Bei der Aufbohrung ist auf eine bicorticale Perforation zu achten. In die hinteren Bohrlöcher werden die Doppelgewindeschrauben eingeschraubt. Die Platte wird aufgelegt, so daß das Maschinengewinde der dorsalen Schrauben die Platte überragt. Auf dieses Maschinengewinde werden Muttern geschraubt, damit wird die Platte winkelstabil mit den dorsalen Schrauben verbunden. Mittels einer Kompressionszange kann vor endgültigem Festziehen der Muttern noch eine Kompression auf den Platzhalter ausgeübt werden. Anschließend wird innerhalb der ventralen Schlitzlöcher der bereits aufgeschraubten Platte jeweils ein Loch gebohrt und hier ebenfalls bicortical eine Spongiosaschraube eingeschraubt. Diese führt zu

Bei dem Z-Plate Instrumentarium wird ein Plattensystem zur lumbalen Fixation (Z-Plate-ATL) und zur thorakalen Fixation (Z-Plate-thoracic) unterschieden. Die Anwendungsindikationen stellen im wesentlichen Frakturen und Tumoren dar.

Das System besteht aus Titanplatten, wobei an einem Ende der Platte schlitzförmige, am anderen Ende runde Löcher angebracht sind. Die Plattenlänge im Lumbalbereich reicht von 5–13 cm (1 cm Schritte) und im thorakalen Bereich von 4–11 cm (1 cm Schritte). Die thorakalen Platten sind zur Simulation der thorakalen Kyphose in der Aufsicht geringgradig gebogen. Die Verankerung der Plat-

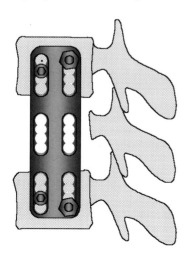

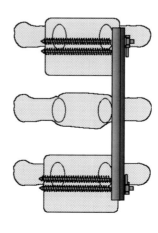

Abb. 115 University Plate Titanium Anterior System nach Korporektomie.

ten erfolgt im lumbalen Bereich mit Doppelgewindeschrauben mit einem Spongiosagewinde von
7 mm Durchmesser und einer Länge von 25–55
mm in 5 mm Schritten. Eine zusätzliche Fixierung
erfolgt mit einer einfachen Corticalisschraube mit
einem Durchmesser von 6,5 mm in einer Länge von
30–60 mm, ebenfalls in 5 mm Schritten. Die Fixation der thorakalen Platten erfolgt ebenfalls mit
einer Doppelgewindeschraube, jedoch mit einem
Durchmesser von 5,5 mm und einer Länge 15–45
mm, ebenfalls mit einem Spongiosagewinde, in
5 mm Schritten. Eine zusätzliche Fixation erfolgt
mit einer einfachen Spongiosaschraube mit einem
Durchmesser von 4,5 mm und einer Länge von
20–50 mm in 5 mm Schritten.

Operationstechnisch zum Beispiel bei einer Korporektomie, wird zunächst der Wirbelkörper entfernt. Anschließend werden die dorsalen Doppelgewindeschrauben positioniert. Die Schraubenein-
trittsstelle in den Wirbelkörper sollte dabei 8 mm
unterhalb der Deckplatte des cranialen Wirbels
und 8 mm oberhalb der Grundplatte des caudal zu
instrumentierenden Wirbels liegen. Der Abstand
von der Wirbelkörperhinterkante sollte ebenfalls
8 mm betragen. Die Schraubenrichtung wird mit
einem Winkel von 10° nach ventral geneigt angegeben, um eine Perforation des Spinalkanales zu verhindern (Abb. 116). Die Distanz von der Wirbelkörperhinterkante bzw. von der Deck- und Grundplatte der zu instrumentierenden Wirbel beträgt im
Thorakalbereich nur 4–5 mm. Die entsprechenden
Löcher werden mit einem Pfriem in den Wirbelkörper angebracht, anschließend werden die Doppelgewindeschrauben in den caudalen und cranialen
Wirbel eingebracht. Zwischen diesen Schrauben
kann ein Distraktor eingesetzt werden. Nach Dis-

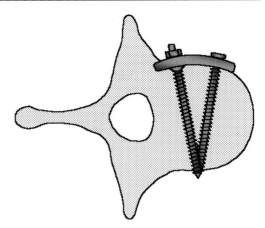

Abb. 116 Z-Plate. Wirbelkörper und Instrumentarium im Querschnitt.

traktion und Reposition bzw. Wiederherstellung
des Wirbelkörperalignments wird ein Platzhalter in
den Korporektomiedefekt eingefügt. Nach Entfernung des Distraktors wird die Plattenlänge mittels
einer Plattenschablone bestimmt. Anschließend
wird die Platte auf die hervorstehenden Maschi-
nenschraubenenden der Doppelgewindeschraube
aufgelegt. Das schlitzförmige Plattenende kommt
dabei cranial zu liegen. Um eine spätere Kompression auf den Platzhalter zu ermöglichen, wird die
kürzestmögliche Platte gewählt. Um eine möglichst
plane Lage der Platte an der Seitfläche der Wirbelsäule zu erreichen, werden hervorstehende Osteophyten entfernt. Anschließend wird mit einer Mutter der caudale Teil der Platte fixiert. Mittels eines
speziellen Kompressionsinstrumentariums können

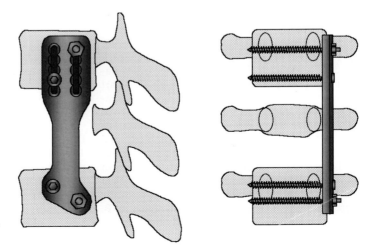

Abb. 117 Z-Plate nach Korporektomie.

beide Schrauben einander genähert werden, anschließend wird die craniale Mutter aufgeschraubt. Mittels einer speziellen Hülse werden nun mit einem Pfriem die anterioren Löcher vorbereitet. Die Schraubrichtung ist hierbei 10° nach dorsal gerichtet. Die Gewindeschrauben werden eingebracht, und die Platte wird somit im vorderen Bereich fixiert (Abb. 117). Zur Sicherung der dorsalen Muttern wird das überstehende Maschinengewinde mit einer speziellen Zange abgeplattet.

Herstellung / Vertrieb:
Sofamor Danek
B.P. 50302
95940 Roissy CDG CEDEX
Frankreich

5.3 Implantate zum Wirbelkörperersatz

Bei der ventralen Instrumentation und Fusion der Rumpfwirbelsäule muß zwischen der Indikationsgruppe der malignen Tumoren und den restlichen Erkrankungen unterschieden werden. Bei bösartigen Tumoren ist in der Regel eine postoperative Bestrahlung oder Chemotherapie erforderlich. Zudem ist die Lebenserwartung der Patienten häufig eingeschränkt. Dies macht zum Erhalt der Lebensqualität eine rasche Mobilisierung der Patienten ohne äußere Orthese erforderlich. Ein Platzhalter sollte in diesen Fällen direkt belastbar sein; die dauerhafte Inkorporation ist nicht das primäre Ziel. Zur Anwendung kommt Knochenzement alleine oder in Kombination mit distrahierbaren Platzhaltern, z. B. den Drehstempeln. Bei den übrigen Wirbelsäulenveränderungen, also Frakturen, Entzündungen oder Deformitäten, sollte eine dauerhafte knöcherne Fusion des instrumentierten Wirbelsäulenabschnittes angestrebt werden. Hier ist sowohl bei der interkorporalen Fusion als auch bei der Fusion nach Korporektomie eine Implantation von autologem Knochen möglich. Bewährt haben sich tricorticale Späne aus dem Beckenkamm, bei längerer Fusion Fibulaspäne oder ein Span aus der Tibia. Weniger günstig und allenfalls zur interkorporalen Fusion zu empfehlen, sind Rippenspäne. Eine Alternative stellt homologer, z. B. kryokonservierter Knochen dar, der in seinem Einwachsverhalten jedoch autologem Knochen unterlegen ist. Eine weitere Möglichkeit stellt die Verwendung von keramischen Implantaten, z. B. aus bovinem oder synthetischem Hydroxylapatit, dar. Homologer und autologer Knochen wird lang-

sam inkorporiert und durchbaut. Während dieses Prozesses kommt es zu einer vorübergehenden Erweichung des Transplantates. Die Zeit bis zum Durchbau eines interkorporalen autologen Knochenspanes wird mit 3–8 Monaten angenommen (Ashman u. Mitarb. 1988, 1993, Kaneda 1991, Turi u. Mitarb. 1993). Eine Ausnahme stellen mehrsegmentale Spanüberbrückungen, z. B. mit einem Fibulatransplantat, dar; hier muß von einem längeren Prozeß der knöchernen Konsolidierung ausgegangen werden. Zur früheren Belastbarkeit solcher Knochentransplantate können zusätzlich Metallplatzhalter eingebracht. Dies sind z. B. Carbonoder Titankörbe, die zudem auch mit nicht tragfähiger Spongiosa aus dem Beckenkamm befüllt werden können.

In Kombination mit einem stabilen ventralen Instrumentarium stellen autologe Knochentransplantate die vorteilhaftesten Platzhalter dar. Die Spondylodese wird sicher erreicht; überstehende Knochenanteile werden während der Incorporation abgebaut (sogenanntes spinal remodelling) und nicht zuletzt handelt es sich um das kostengünstigste Implantat. Die wichtigste Indikation der Metallplatzhalter stellen die Tumoren dar.

Im folgenden werden die unterschiedlichen Platzhaltersysteme in alphabetischer Reihenfolge aufgezählt. Bewegliche Implantate, dies bedeutet sogenannte „künstliche Bandscheiben", werden dabei nicht berücksichtigt, da sie naturgemäß nicht eine Spondylodese zum Ziel haben. Die in zunehmender Zahl entwickelten, von dorsal einzubringenden interkorporalen Platzhalter werden zusammenfassend in einem Abschnitt erwähnt, da sie auch von ventral zur interkorporalen Fusion verwendet werden können. Diese Implantate erfordern nicht in allen Fällen eine zusätzliche ventrale oder dorsale Instrumentation. Im Gegensatz dazu sollten die im folgenden aufgezählten Implantate zum Wirbelkörperersatz immer mit einem ventralen oder dorsalen Instrumentarium kombiniert werden.

5.3.1 Lift Vertebral Body®

Das Lift Vertebral Body System (Abb. 118) ist ein Titanimplantat zum Wirbelkörperersatz von Th2 bis L4. Das System besteht aus einer anatomisch geformten Deck- und Grundplatte und einem dazwischenliegenden distrahierbaren Gewindeteil. Die Deck- und Grundplatten sind mit Spikes zur Verankerung in den anliegenden Wirbelkörperabschnitten ausgestattet. Das ganze System weist

Abb. 118 Lift Vertebral Body.

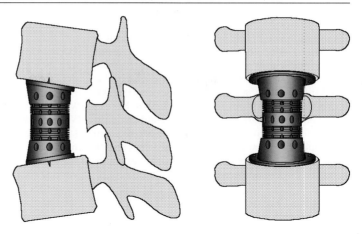

netzartig Löcher auf und ist hohl, so daß es mit Spongiosa befüllt werden kann. Als Standardimplantat sind drei unterschiedliche Endplattengrößen lieferbar: 20 x 25 mm für den Thorakalbereich, 25 x 35 mm für den Thorako-Lumbalbereich und 29 x 42 mm für den Lumbalbereich. Die Endplatten sind in einem Winkel von 5 bis maximal 16° gegeneinander geneigt (je nach zu implantierendem Wirbelsäulenabschnitt). Die Endplatten werden mit einem distrahierbaren hohlen Gewindestück verbunden, wobei eine Höhe zwischen 23,5 und maximal 85 mm zur Wirbelkörperüberbrückung zur Verfügung steht.

Das Implantat wird dann eingesetzt, wenn eine komplette Korporektomie, z. B. im Rahmen eines Tumors oder einer Fraktur, durchgeführt wird. Aufgrund der justierbaren Höhe ist ein Defekt bis zu der Höhe von zwei Wirbelkörpern überbrückbar. Nach der Korporektomie werden mit Schablonen die benachbarten Wirbelkörperdeck- und -grundplatten gemessen. Bestimmt wird ebenfalls die Höhe des Defektes. Danach wird ein Implantat ausgewählt. Das Implantat wird im Bedarfsfall mit autologen Spongiosachips befüllt. Ein spezieller Halter wird auf das Mittelteil des Implantates aufgeschraubt, und damit wird das Implantat in den Defekt eingebracht. Mit einem zweiten Instrument wird in situ der Zylinder aufgedreht, bis ein fester Knochenkontakt und eine Distraktion der benachbarten Wirbelsäulenabschnitte erfolgt. Nach Distraktion wird der Platzhalter in der distrahierten Position mit zwei Madenschrauben gesichert. Zum Schluß wird deck- und grundplattennah noch weitere Spongiosa eingefüllt. Das Implantat wird mit den gängigen ventralen oder dorsalen Instrumentarien kombiniert.

Herstellung / Vertrieb:
Sofamor Danek
B.P. 50302
95940 Roissy CDG CEDEX
Frankreich

5.3.2 MOSS Wirbelkörperplatzhalter®

Der MOSS Wirbelkörperplatzhalter besteht aus Titan. Es handelt sich um ein korbartiges Geflecht, welches in unterschiedlich langen und dicken Zylindern angeboten wird. Neben den zylinderförmigen Implantaten werden ovale Implantate sowie trapezförmige Implantate hergestellt. Für die ovalen Implantate gibt es einschraubbare Verstärkungsringe sowie Endplatten. Diese korbartigen Platzhalter können, verstärkt durch die einschraubbaren Ringe, alleine implantiert werden, es kann jedoch auch eine Befüllung mit autologer Spongiosa zur knöchernen Fusion vorgenommen werden. Mit einer Schneidezange kann eine individuelle Anpassung während der Operation an die speziellen Gegebenheiten vorgenommen werden. Die zylindrischen Implantate werden mit einem Durchmesser von 10, 12, 14 und 16 mm und einer Länge bis zu 70 mm angeboten. Die ovalen Implantate weisen eine Grundfläche von 17 x 22, 22 x 28 und 26 x 33 mm auf und sind in einer Länge von maximal 90 mm erhältlich. Zur langstreckigen Defektüberbrückung wird ein 130 mm langer, leicht gebogener Zylinder mit einem Durchmesser von 14 mm hergestellt.

Nach entsprechender Auswahl des Titanimplantates wird der Defektraum distrahiert und das Implantat interponiert. Durch das kantige Profil der

Grundflächen kommt es bereits hierdurch zu einer Fixierung in den benachbarten Wirbelkörperanteilen. Eine zusätzliche Stabilisierung erfolgt durch unterschiedliche ventrale oder dorsale Instrumentarien. Die Implantate sind zur interkorporalen Defektüberbrückung (Abb. 119) oder zur Defektüberbrückung nach ein- oder mehrfacher Korporektomie (Abb. 120) geeignet. Aufgrund der Formen- und Größenvariabilität und der Möglichkeit das Implantat intraoperativ individuell anzupassen kann der Platzhalter an allen Wirbelsäulenabschnitten angewandt werden.

Herstellung / Vertrieb:
Depuy Motech
700 Orthopaedic Drive
Warshaw, IN 46581-0988
U.S.A.

5.3.3 Wirbelkörperimplantat nach Polster®

Bei dem Wirbelkörperplatzhalter nach Polster handelt es sich um einen mittels eines Gewindes spindelförmig distrahierbaren Stempel aus einer Stahllegierung (Abb. 121). Der Platzhalter wird in einer Version für den Thorakalbereich sowie in einer Version für den Lumbalbereich hergestellt. Er besteht aus zwei Teilen – einer drehbaren Spindel, die mit einem Maschinengewinde versehen ist sowie einem Gegenstück zur Aufnahme des Maschinengewindes. Mittels eines speziellen Drehschlüssels kann der Platzhalter in situ distrahiert werden. Hierbei ist es möglich, eine Wirbelkörperdistanz zu überbrücken. Die Hälfte mit Maschinengewinde ist in einer Länge von 25, 35 und 45 mm lieferbar. Das Gegenstück hat eine Länge von 35 mm. Nach Einfügen des zusammengedrehten Stempels wird dieser im Korporektomiedefekt aufgedreht, bis eine Dis-

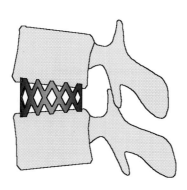
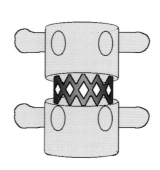

Abb. 119 MOSS Wirbelkörperplatzhalter zur interkorporalen Fusion.

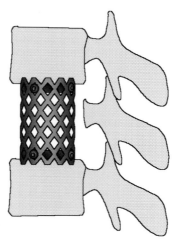
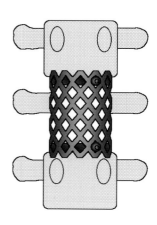

Abb. 120 MOSS Wirbelkörperplatzhalter nach Korporektomie.

traktion des aufzufüllenden Raumes entsteht. In der Regel wird dieser Platzhalter zur Defektüberbrückung bei Tumoren angewandt, nach Verankerung des Platzhalters wird dieser mit Knochenzement umgeben. Die Kombination mit ventralen oder dorsalen Implantatsystemen ist möglich.

Herstellung / Vertrieb:
Fa. Heinrich C. Ulrich
Münsterplatz 15
89073 Ulm

Abb. 121 Wirbelkörperimplantat nach *Polster*.

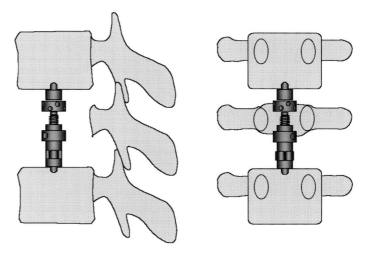

5.3.4 S und G Spongiosametallblöcke Typ Waisbrod®

Bei den Spongiosametallblöcken handelt es sich um blockförmige Metallquader mit poröser Oberflächenbeschaffenheit (spongiosaartig). Durch diese spezielle Struktur wird ein Einwachsen des Knochens in das Implantat ermöglicht. Indikationen stellen der Wirbelkörperersatz bei Tumorresektion sowie die interkorporale Stabilisierung bei degenerativen Erkrankungen dar (Abb. 122). Die Metallblöcke sind zur ventralen Implantation an der Hals- und Lendenwirbelsäule lieferbar.

Zur Implantation an der Lendenwirbelsäule werden fünf unterschiedliche Größen hergestellt. Die Höhe beträgt 25–60 mm, die Breite 15–25 mm und die Tiefe in allen Fällen 25 mm. Die Blöcke sind mit einem Winkel von 8° angeschrägt, so daß eine lordotische Stellung des entsprechend fusionierten Wirbelsäulenabschnittes erfolgt.

Die Implantation erfolgt in der Regel von ventral, bei interkorporaler Fusion werden die benachbarten Deck- und Grundplatten entfernt, und nach zuvoriger Distraktion des Zwischenwirbelraumes wird der Spongiosametallwürfel eingebracht. Bei dem Wirbelkörperersatz wird der Spongiosablock

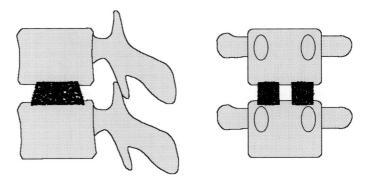

Abb. 122 S und G Spongiosametallblöcke Typ WAISBROD zur interkorporalen Fusion.

ebenfalls unter Distraktion eingefügt. Die scharfkantige Beschaffenheit des Metallblockes führt bei genügender Distraktion zu einer Einstauchung und Verankerung im benachbarten Wirbelkörper. Bei längeren Fusionen empfiehlt sich jedoch zur Prophylaxe der Dislokation eine zusätzliche Instrumentation von ventral oder dorsal.

Herstellung / Vertrieb:
S und G Implants GmbH
Grapengießer Str. 34
23556 Lübeck

5.3.5 System nach Wolter für den ventralen Wirbelkörperersatz®

Das System nach Wolter zur Überbrückung eines Korporektomiedefektes besteht aus unterschiedlich langen teleskopartigen Distanzstücken (Abb. 123). Das System wurde zur Auffüllung von Korporektomiedefekten bei Tumoren an der Brust- und Lendenwirbelsäule entwickelt. Es besteht aus einer Stahllegierung. Die Teleskopdistanzstücke sind in vier Größen mit einer Spreizhöhe von 20–25 mm, 25–35 mm, 35–45 mm und 45–65 mm lieferbar. Die zu den benachbarten Wirbeln hin gerichteten Flächen des Distanzstückes sind zapfenförmig abgerundet. Zur Vergrößerung der Auflagefläche besteht die Möglichkeit, Metallunterlegscheiben einzufügen. Mittels einer übersetzten Distraktionszange kann das Teleskopdistanzstück distrahiert und in den Defekt eingepaßt werden. Die Fixierung des Distraktionsergebnisses erfolgt mit

einer Arretierungsschraube. Der Vorteil besteht in der schnellen Distrahierbarkeit. Das Distanzstück wird nach erfolgter Distraktion mit Knochenzement umgeben. Bei gutartigen Tumoren ist eine Kombination mit autologem Knochen möglich. Die zusätzliche Sicherung erfolgt mit einem ventralen oder dorsalen Instrumentarium.

Herstellung / Vertrieb
Waldemar Link GmbH & Co.
Barkhausenweg 10
22339 Hamburg

5.4 Implantate zur ventralen und/oder dorsalen interkorporalen Fusion der Lendenwirbelsäule

Im folgenden Abschnitt werden Implantate beschrieben, die vorwiegend zur interkorporalen Fusion bei degenerativen Veränderungen im LWS-Bereich entwickelt wurden. Die Implantate werden in der Regel mit autologer Spongiosa kombiniert und führen zu einer definitiven Fusion bei primärer Belastbarkeit aufgrund der Kraftleitung über das Implantat. Liegt keine höhergradige Instabilität vor, können die Systeme ohne zusätzliche Instrumentation eingebracht werden. Die Verankerung erfolgt über einen Schraubmechanismus (Dübel) oder durch vorherige Distraktion des Zwischenwirbelraumes, wodurch das Implantat unter Kompression gerät. Auch jene Implantate, die zur dorsalen

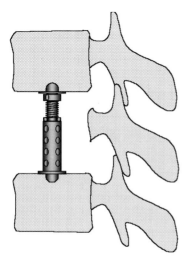
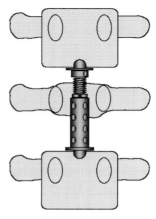

Abb. 123 System nach *Wolter* für den ventralen Wirbelkörperersatz

Abb. 124 BAK Interbody Fusion System.

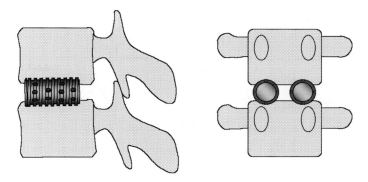

Fusion entwickelt wurden, lassen sich ventral einfügen und ggf. mit einer ventralen Instrumentation kombinieren. Einige hier aufgeführte Implantate eignen sich auch zur Anwendung bei minimalinvasiven ventralen retro- oder transperitonealen Zugängen.

5.4.1 BAK Interbody Fusion System®

Das BAK-System wurde zur interkorporalen Fusion im LWS-Bereich über einen ventralen oder dorsalen Zugang entwickelt. Bei dem Implantat handelt es sich um hohle Schraubdübel aus Titan mit rauher Oberfläche und perforierenden Löchern (Abb. 124). Über ein Führungssystem wird der Zwischenwirbelraum rechts und links der Mitte aufgebohrt. Hierbei wird die Deck- und Grundplatte durch den Bohrer angefrischt. Zunächst wird zur Distraktion ein Bolzen eingefügt, der später durch den endgültigen Dübel ersetzt wird. Bedarfsweise kann der Dübel zum Retroperitonealraum hin durch eine Kappe aus Polyäthylen verschlossen werden, um eine Adhäsion der Weichteile zu dem Titanimplantat zu verhindern. Es werden jeweils zwei Dübel pro Segment verwandt. Die Hohldübel können mit autologer Spongiosa befüllt werden. Durch die Gewindestruktur entsteht ein inniger Kontakt mit den benachbarten Wirbelkörperdeck- und -grundplatten. Die Implantate haben einen Durchmesser von 13, 15 und 17 mm und eine Länge von 20, 24 oder 28 mm.

Herstellung / Vertrieb:
Spine Tech Inc.
7375 Bush Lake Road
Minneapolis, MN 55439-202
U.S.A.

5.4.2 Brantigan I/F-Käfig®

Der Brantigan-Käfig (Abb. 125) ist ein kohlestoffaserverstärktes Polymerimplantat zur interkorporalen Fusion von dorsal. Das Implantat kann jedoch auch bei ventraler Instrumentation von ventral eingebracht werden. Es handelt sich um ein kastenförmiges Implantat mit Hohlräumen und Querstützen zur biomechanischen Lastaufnahme. Die Oberfläche ist zahnförmig vertieft, dies verhindert eine Dislokation bei Einbringung unter Kompression (Abb. 126). Die Hohlräume können mit autologem oder homologem Knochen befüllt werden. Die Größe der Käfige beträgt in der Grundfläche 9 x 11 bis 15 x 17 mm.

Herstellung / Vertrieb:
AcroMed
3303 Carnegie Avenue
Cleveland, Ohio 44115
U.S.A.

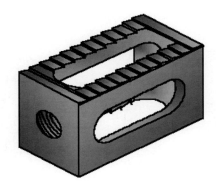

Abb. 125 Brantigan IF Käfig.

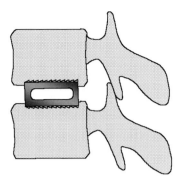

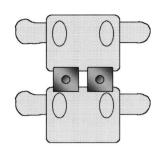

Abb. 126 Brantigan IF Käfig zur interkorporalen Fusion.

5.4.3 Cage CH®

Die CH-Cages (Abb. 127) sind zur interkorporalen Fusion an der Lendenwirbelsäule konstruiert. Es handelt sich um rechteckige, an den Kanten abgerundete, hohle Titankörbe. Die Oberfläche der Körbe ist zahnartig aufgerauht, so daß eine spätere Dislokation verhindert wird. In den Hohlraum können autologe Knochenspäne eingefügt werden. Nach zuvoriger Distraktion wird der Platzhalter in den Zwischenwirbelraum eingebracht. Insgesamt werden zwei Titankörbe pro Segment verwandt. Die Implantate sind in gerader sowie in leicht keilförmiger Form zur Herstellung einer Lordose konstruiert. Es sind insgesamt elf verschiedene Größen lieferbar, die Länge beträgt 23,5 mm, die Höhe zwischen 9 und 14 mm.

Herstellung / Vertrieb:
Scint'x
6, Avenue de Segur
75007 Paris
FRANKREICH

5.4.4 Co-Ligne Cages®

Bei den Co-Ligne Cages handelt es sich um Implantate zur interkorporalen Fusion aus einem carbonverstärkten Polymer (Osta-Pek®). Indikationen stellen degenerative Veränderungen, insbesondere Osteochondrosen mit Kyphosierung im Bereich der LWS dar (ein ähnliches Modell steht für die HWS zur Verfügung).

Zur ventralen Chirurgie an der Lendenwirbelsäule stehen sechs Implantate mit einer jeweiligen Breite von 36 mm und einer Länge von 25 mm zur Verfügung. Die Höhe beträgt 11–15 mm bei einem Winkel zwischen 5° und 13° des Implantates. Das Implantat ist käfigförmig hohl und läßt sich mit autologer Spongiosa zur definitiven Fusion füllen (Abb. 128 u. 129).

Operationstechnisch wird die Lendenwirbelsäule von ventral dargestellt, die betreffende Bandscheibe wird exstirpiert, die Deck- und Grundplatten werden angefrischt. Es erfolgt eine Distraktion des Segmentes, der mit Spongiosa gefüllte Cage wird eingebracht. Die Oberfläche des Cages ist mit kleinen abgerundeten Zacken versehen, die eine spätere Dislokation verhindern sollen.

Herstellung / Vertrieb:
Co-Ligne AG
Utoquai 43
8008 Zürich
SCHWEIZ

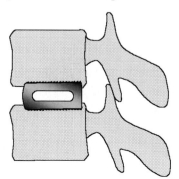

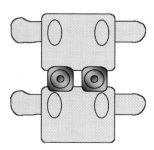

Abb. 127 CAGE CH.

Abb. 128 Co-Ligne Cage.

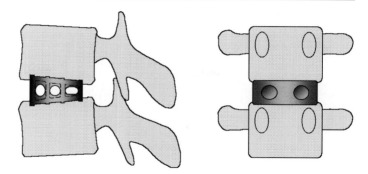

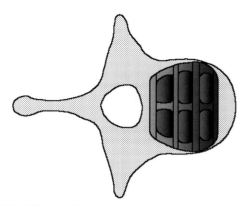

Abb. 129 Co-Ligne Cage in der Aufsicht.

5.4.5 Hartshill Horseshoe®

Bei dem Hartshill Horseshoe System handelt es sich um ein hufeisenförmiges Implantat zur lumbalen interkorporalen Fusion vom ventralen Zugang aus (Abb. 130). Das Implantat wird interkorporal eingefügt, es dient zur Distanzüberbrückung sowie zur gleichzeitigen Fixation, da es mit Corticalisschrauben in die benachbarten Deck- und Grundplatten verankert wird (Abb. 131). Aufgrund der U-Form des Implantates kann in den Zwischenraum autologer Knochen zur definitiven Fusion eingefügt werden. Das Implantat besteht aus Titan. Die Hufeisen sind in der Seitansicht keilförmig, so daß eine Lordose des entsprechend fusionierten Wirbelsäulenbezirkes entsteht.

Die Indikation stellt eine Osteochondrose mit Kyphosierung und hochgradiger Erniedrigung des Zwischenwirbelraumes dar. Da es sich um ein rein ventrales Verfahren handelt, darf keine dorsale Kompression, z. B. eine Foramenstenose oder ein Bandscheibenvorfall, vorliegen.

Der Horseshoe ist in sechs unterschiedlichen Größen lieferbar. Der Durchmesser beträgt 41 bzw. 45 mm und die Höhe in beiden unterschiedlichen Durchmessern 11, 13 und 15 mm. Die Fixierung erfolgt mit Spongiosaschrauben von 6,5 mm Durchmesser und 30 mm Länge, alternativ mit Corticalisschrauben von 4,5 mm Durchmesser und ebenfalls 30 mm Länge.

Die Wirbelsäule wird von ventral dargestellt. In Höhe L5/S1 geschieht dies transperitoneal durch die iliacale Gefäßgabelung, in Höhe L4/5 und cranialwärts in der Regel retroperitoneal. Nach Exposition der entsprechenden Bandscheibe wird diese weitgehend entfernt. Die benachbarten Deck- und Grundplatten werden mit Küretten oder Knochenmeißeln angefrischt. In die benachbarten Wirbel werden bezogene Steinmann-Nägel eingebracht. Mittels einer Distraktionszange wird der Zwischenwirbelraum erweitert. Nach Ausmessen des entsprechenden Horseshoes durch ein Probeimplantat wird der endgültige Horseshoe in Position

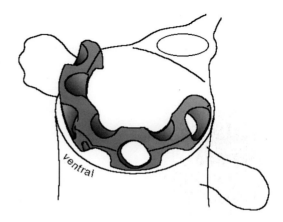

Abb. 130 Hartshill Horseshoe.

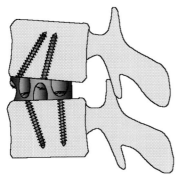

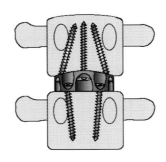

Abb. 131 Hartshill Horseshoe zur interkorporalen Fusion.

gebracht. Zuvor wird in den Innenraum ein autologer Knochenspan aus dem Beckenkamm eingefügt. Anschließend wird der Horseshoe in die benachbarten Wirbel verschraubt. Bei einsegmentaler Fusion ist in der Regel keine postoperative Orthese notwendig, bei einer Fusion über zwei oder mehr Segmente sollte eine Orthese getragen werden.

Herstellung / Vertrieb:
Surgicraft Ltd.
Fishing Line Road
Redditch / Worcestershire B 976 HF
GROSSBRITANNIEN

5.4.6 Novus LT-Ti Open ALIF®

Bei dem Novus System handelt es sich um einschraubbare Titandübel mit scharfem Gewinde, hohlem Innenraum und Perforationen zum Einwachsen des Knochens. Der Dübel ist, im Gegensatz zu den von dorsal einzubringenden Platzhaltern, keilförmig, d. h. ventral höher als dorsal, und wird über einen vorderen Zugang in die Zwischenwirbelräume implantiert (Abb. 132). Aufgrund dieser Form resultiert eine segmentale Lordose. Bei der Implantation ist es nicht notwendig, die gesamte Bandscheibe zu entfernen. Die mechanische Stabilität des Systems wird dadurch gewährleistet,

daß der restlich bestehende Anulus fibrosus und das vordere Längsband durch die distrahierende Wirkung des Dübels angespannt wird. Während der Instrumentation wird das Volumen der Bandscheibe reduziert und gleichzeitig werden die angrenzenden Wirbelkörperdeck- und -grundplatten so angefrischt, daß später ein Einwachsen des Knochens in den Dübel möglich wird.

Die Dübel selbst bestehen aus Titan in vier unterschiedlichen Größen. Der Durchmesser beträgt 12 bzw. 14 mm und die Länge 20 bzw. 26 mm. Über ein Führungssystem wird auf das vordere Längsband ein Doppeltubus aufgebracht. Über diesen Doppeltubus wird rechts und links der Mittellinie jeweils ein Loch in das vordere Längsband eingebohrt. Über einen Distraktor wird der Zwischenwirbelraum erweitert. Der vorher angebrachte Doppeltubus dient als Arbeitskanal, über den die Bandscheibe partiell entfernt werden kann. Die Wirbelkörperdeck- und -grundplatten können über einen Bohrmechanismus angefrischt werden, anschließend werden hier die Dübel eingeschraubt.

Herstellung / Vertrieb:
Sofamor Danek
B.P. 50302
95940 Roissy CDG CEDEX
Frankreich

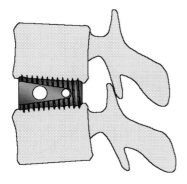

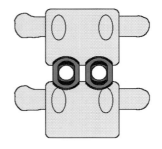

Abb. 132 Novus LT-Ti Open ALIF.

Abb. 133 Novus PLIF System.

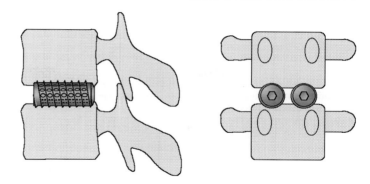

5.4.7 Novus Plif System®

Bei dem Novus Plif System handelt es sich um Schraubdübel mit scharfem Gewinde aus Titan zur dorsalen Fusion an der Lendenwirbelsäule bei degenerativer Instabilität (Abb. 133). Die Dübel sind rund zylindrisch, innen hohl und weisen rundherum Perforationen auf. Die Dübel können mit autologem Knochen befüllt werden, ein Verschluß des Dübels mittels einer Schraube ist möglich, um eine Dislokation des autologen Knochenmaterials in den Spinalkanal zu verhindern. Mittels eines Führungssystemes wird der Zwischenwirbelraum distrahiert, aufgebohrt, und beidseits der Mittellinie wird je ein Dübel eingeschraubt. Die Länge der Dübel beträgt 20, 25 und 26 mm bei einem Durchmesser von 10 bzw. 16 mm.

Herstellung / Vertrieb:
Sofamor Danek
B.P. 50302
95940 Roissy CDG CEDEX
Frankreich

5.4.8 TFC nach Ray®

Bei dem TFC System nach Ray (Threaded Fusion Cage) handelt es sich um hohle Titanzylinder mit scharfem Gewinde zur Fusion an der Lendenwirbelsäule über den dorsalen Zugang (Abb. 134). Die Titandübel sind hohl und lassen sich mit autologer Spongiosa füllen. Ein Verschluß mit einer Kunststoffplatte des Hohlzylinders ist möglich, um eine Dislokation der autologen Spongiosa zu verhindern. Die Dübel sind perforiert, um ein Einwachsen des Knochens zu ermöglichen. Nach zuvoriger Distraktion werden die Dübel beidseits der Mittellinie in den Zwischenwirbelraum eingebracht. Es sind sieben verschiedene Größen lieferbar, die Länge reicht von 12–18 mm bei einem Durchmesser von 21–26 mm.

Herstellung / Vertrieb:
Surgical Dynamics
2575 Stanwell Drive
Concord, CA 94520
U.S.A.

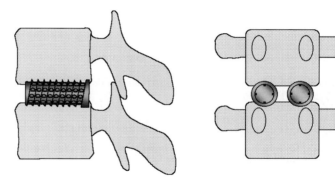

Abb. 134 TFC nach *Ray*.

6 Literatur

Aaro, S., Dahlborn, M., Svensson, L.: Estimation of vertebral rotation in structural scoliosis by computer tomography. Acta Radiol. Diagn. 19 (1978) 990

Aaro, S., Dahlborn, M.: The effect of Harrington Instrumentation on the longitudinal axis rotation of the apical vertebra and on the spinal and rib-cage deformity in idiopathic scoliosis studied by computer tomography. Spine 7 (1982) 456

Abumi, K.: A biomechanical study on the stability of the injured thoraco-lumbar spine fixed with spinal instrumentation. J. Jap. Orthop. Ass. 62 (1988) 205

Abumi, K., Panjabi, M. M., Duranceau, J.: Biomechanical evaluation of spinal fixation devices: III. Stability provided by six spinal fixation devices and interbody bonecraft. Spine 14 (1989) 1249

Adachi, B.: Das Arteriensystem der Japaner. Bd. 2. Verlag der Kaiserl. Jap. Universität, Kyoto 1928

Adachi, B.: Das Venensystem der Japaner, Teil 2. Verlag der Kaiserl. Jap. Universität, Kyoto 1940

Akbarnia, B. A.: Experience with Cotrel Dubousset instrumentation. Cotrel-Dubousset instrumentation, Sauramps Medical, Montpellier 1986

Albee, F. H.: Transplantation of a portion of the tibia into the spine for Pott'disease. J.A.M.A. 57 (1911) 885

Aliabadi, H., Johnson, C., Cass, A. S., Mayfild, J., Vandenbrink, K.: Ureteral obstruction following the Dwyer procedure in a patient with an ileac loop urinary diversion. Spine 9 (1984) 819

Allen, B. T., Bridwell, K. H.: Paramedian retroperitoneal approach to the anterior lumbar spine. In: *Bridwell, K. H., Dewald, R. L.* (eds.): Textbook of spinal surgery. J. B. Lippincott, Philadelphia – New York – London – Hagerstown 1991

Andersson, B. J. G., Murphy, R. W., Oertengreen, R.: The influence backrest, inclination and lumbar support on lumbar lordosis. Spine 4 (1979) 52

Ashman, R. B., Birch, J. G., Bone, L. B., Corin, J. D., Herring, J. A., Johnston, C. E., Ritterbush, J. F., Roach, J. W.: Mechanical testing of spinal instrumentation. Clin.Orthop. 227 (1988) 113

Ashman, R. B., Bechtold, J. E., Edwards, W. T.: In-vitro spinal arthrodesis implant mechanical testing protocols. J. Spin. Dis. 2 (1989) 275

Ashman, R. B., Herring, J. A., Johnston, C. E.: Texas Scottish Rite Hospital (TSRH) instrumentation system. In: *Bridwell, K. H., Dewald, R. L.* (eds.): Textbook of spinal surgery. J. B. Lippincott, Philadelphia – New York – London – Hagerstown 1991

Ashman, R. B., Herring, J. A., Johnston, C. E., Lowery, G. L., Sutterlin, C. E.: TSRH Universal spinal instrumentation. Hundley, Dallas 1993

Bailey, R. W., Badgley, C. E.: Stabilization of the cervical spine by anterior spinal fusion. J. Bone Joint Surg. 42A (1960) 565

Baker, L. D., Hoyt, W. A. J.: Use of interfacet vitallium screws in Hibbs spinal fusion. Southern Med. J. 41 (1948) 419

Bauer, R.: Die operative Darstellung des lumbosacralen Überganges. In: *Matzen, K. A.* (Hrsg.): Wirbelsäulenchirurgie / Spondylolisthesis, Thieme, Stuttgart – New York 1990

Bauer, R., Kerschbaumer, F., Poisel, S., Härle, A.: Zugangswege – Lendenwirbelsäule und lumbosakraler Übergang. In: *Bauer, R., Kerschbaumer, F., Poisel, S.* (Hrsg.): Orthopädische Operationslehre – Bd. 1 – Wirbelsäule. Thieme Stuttgart – New York 1991

Bayley, J. C., Yuan, H. A., Frederickson, B. E.: The Syracuse I-plate. Spine 16 (Suppl.) (1991) 120

Been, H. D.: Anterior decompression and stabilization of thoracolumbar burst fractures using the Slot-Zielke-Device. Acta. Orthop. Belg. 57 (Suppl.) (1991a) 144

Been, H. D.: Anterior decompression and stabilization of thoracolumbar burst fractures by the use of the Slot-Zielke-Device. Spine 16 (1991b) 70

Benzel, E. C., Kesterson, L., Marchand, E. P.: Texas Scottish Rite Hospital rod instrumentation for thoracic and lumbar spine trauma. J. Neurosurg. 75 (1991) 382

Bernhardt, M., Swartz, D. E., Clothiaux, P. L., Crowell, R. R., White, A. A.: Posterolateral lumbar and lumbosacral fusion with or without pedicle screw internal fixation. Clin. Orthop. 284 (1992) 109

Bitan, F., Morel, G., Morin, Ch.: A Two years experience with C.D. instrumentation in a pediatric population. Cotrel-Dubousset instrumentation, Sauramps Medical, Montpellier 1986

Black, R. C., Eng, P., Gardner, V. O., Armstrong, G. W. D., O'Neil, J., St. George, M.: A contured anterior spinal fixation plate. Clin. Orthop. 227 (1988) 135

Blauth, M., Tscherne, H., Gotzen, L., Haas, N.: Ergebnisse verschiedener Operationsverfahren zur Behandlung frischer Brust- und Lendenwirbelsäulenverletzungen. Unfallchirurg 90 (1987) 260

Blumenthal, S. L., Gill, K.: Complications of the Wiltse Pedicle screw fixation system. Spine 18 (1993) 1867

Bone, L. B., Johnston II, C. E., Ashman, R. B., Roach, J. W.: Mechanical comparison of anterior spinal instrumentation in a burst fracture model. J. Orthop. Trauma. 2 (1988) 195

Boseker, E. H.: The determination of the normal thoracic kyphosis. A roentgenographic study of the spines of 121 „normal" children. Gillette-Childrens-Hospital St. Paul, Minn. 1958

Bosworth, D. M.: Clothespin grafts of spine for spondylolisthesis and laminal defects. Am. J. Surgery 67 (1945) 61

Bridwell, K. H., Betz, R., Capelli, A. M., Huss, G., Harvey, C.: Sagittal plane analysis in idiopathic scoliosis patients treated with Cotrel Dubousset-Instrumentation. Spine 7 (1990) 644

Bridwell, K. H., Dewald, R. L.: Textbook of Spinal Surgery. JB Lippincott, Philadelphia – New York – London – Hagerstown 1991

Brown, L. P., Bridwell, K. H., Holt, R. T., Jennings, J.: Aortic erosion and laceration associated with the Dunn anterior spinal instrumentation. Orthop. Trans. 10 (1986) 16

Brussatis, F., H. Blümlein, T. Wunderlich: Ergebnisse nach Ausräumung und vertraler Fusion bei Spondylitiden. Z. Orthop. 121 (1983) 458

Bunnel, W. P.: Treatment of idiopathic scoliosis. Orthop. Clin. North Am. 10 (1979) 4

Burns, B. H.: An operation for spondylolisthesis. Lancet 1 (1933) 1233

Capener, N.: Spondylolisthesis. Br. J. Surg. 19 (1932) 374

Carstens, C., Vetter, J., Niethard, F. U.: Die Entwicklung der Lähmungsskoliose bei der Myelomeningozele. Z. Orthop. 128 (1990) 174

Carstens, C., Niethard, F. U., Pfeil, J., Schneider, E.: Erfahrungen mit der operativen Therapie von Skoliosen bei Patienten mit Myelomeningozele. Z. Orthop. 129 (1991) 405

Chan, F. L., Chow, S. P.: Retroperitoneal fibrosis after anterior spinal fusion. Clin. Radiol. 34 (1983) 331

Chopin, D.: C.D. instrumentation for idiopathic adult lumbarscoliosis. Cotrel-Dubousset instrumentation, Sauramps Medical, Montpellier 1987

Clarke, J. J.: The treatment of paraplegia in tuberculosis of the spine. Practitioner 71 (1903) 407

Cleveland, M., Bosworth, M. D.,Thompson, F. R.: Pseudarthrosis in the lumbosacral spine. J. Bone Joint Surg. 30A (1948) 302

Cleveland, R. H., Gilsanz, V., Lebowitz, R. L., Wilkinson, R. H.: Hydronephrosis from retroperitoneal fibrosis after anterior spine fusion. J. Bone Joint Surg. 60A (1978) 996

Cloward, R. B.: The anterior approach for removal of ruptured cervical discs. J. Neurosurg. 15 (1958) 602

Cobb, J. R.: Outline for the study of scoliosis. Instructional course lectures. American academy of orthopaedic surgeons 5 (1948) 261

Cochran, T., Irstam, L., Nachemson, A.: Long-term anatomic and functional changes in patients with adolescent idiopathic scoliosis treated by Harrington rod fusion. Spine 8 (1983) 576

Codivilla, A.: Sulla scoliosi congenita. Arch. di Orthop. 18 (1901) 65

Coe, J. D., Warden, K. E., Herzig, M. A., McAfee, P. C.: Influence of bone mineral density on the fixation of thoracolumbar implants. A comparative study of transpedicular screws, laminar hooks, and spinous process wires. Spine 15 (1990) 893

Colton, C. L., Hall, A. J.: Atlas of orthopaedic surgical approaches. Butterworth – Heinemann, Stonehem 1991

Compere, E. L.: Excision of hemivertebrae for correction of congenital scoliosis: report of two cases. J. Bone Joint Surg. 14A (1932) 555

Cotler, J. M., Star, A. M.: Anterior thoracolumbar fusion. In: *Cotler, J. M., Cotler, H. B.* (eds.): Spinal fusion – science and technique. Springer, New York – Heidelberg – Berlin 1990

Cotrel, Y., Dubousset, J.: Nouvelle technique d'ostéosynthèse rachidienne segmentaire par voie posterieure. Rev. Chir. Orthop. 70 (1984) 489

Cotrel, Y., Dubousset, J.: New segmental posterior instrumentation of the spine. Orthop. Trans. 9 (1985) 118

Daniaux, H.: Transpedikuläre Reposition und Spongiosaplastik bei Wirbelkörperbrüchen der unteren Brust- und Lendenwirbelsäule. Unfallchirurg 89 (1986) 197

Daniaux, H., Seykora, P., Genelin, A., Lang, T., Kathrein, A.: Application of posterior plating and modifications in thoracolumbar spine injuries. Spine (Suppl) 16 (1991) 125

De Quervain, F., Hoessly, H.: Operative immobilization of the spine. Surg. Gyn. Obstet. 24 (1917) 428

Dereymacker, A., Mulier, M.: La fusion vertebrale par la voie ventrale dans la discopathie cervicale. Rev. Neurol. 99 (1958) 597

Dick, W.: Innere Fixation von Brust- und Lendenwirbelfrakturen. Aktuelle Probleme in Chirurgie und Orthopädie, Bd. 28. Huber, Bern – Stuttgart – Toronto 1984

Dick, W.: The Fixateur interne as a versatile implant for spine surgery. Spine 12 (1987) 882

Domanic, Ü.: C-D instrumentation in the treatment of idiopathic scoliosis. Cotrel-Dubousset instrumentation, Sauramps Medical, Montpellier 1991

Dufek, P., Frhr. von Salis-Soglio, G., Bozdech, Z.: Die unspezifische bakterielle Spondylitis – eine Analyse von 32 Fällen. Z. Orthop. 125 (1987) 225

Dunn, H. K., Daniels, A. U., McBride, G. G.: Comparative assessment of spine stability achieved with a new anterior spine fixation system. Orthop. Trans. 4 (1980) 268

Dunn, H. K., Globe, E. M., McBride, G. G., Daniels, A. U.: An implant system for anterior spine stabilization. Orthop. Trans. 5 (1981) 433

Dunn, H. K.: Anterior stabilization of thoracolumbar injuries. Clin. Orthop. 189 (1984) 116

Dunn, H. K.: Anterior spine stabilization and decompression for thoracolumbar injuries. Orthop. Clin. North Am. 17 (1986) 113

Dwyer, A. F., Newton, N. C., Sherwood, A. A.: Anterior approach to scoliosis. A preliminary report. Clin. Orthop. 62 (1969) 192

Dwyer, A. F.: Experience of anterior correction of scoliosis. Clin. Orthop. 93 (1973) 191

Dwyer, A. F., Schaffer, M. F.: Anterior approach to scoliosis. Results of treatment in 51 cases. J. Bone Joint Surg. 56B (1974) 218

Dwyer, A. P., Yau, A. C. M. C, Hsu, L., O'Brien, J. P., Hodgson, A. R.: Deep paravertebral infection following Dwyer anterior spinal instrumentation. A report of three cases. Spine 1 (1976) 201

Dwyer, A. F.: A fatal complication of paravertebral infection and traumatic aneurysm following Dwyer instrumentation. J. Bone Joint Surg. 61B (1979) 239

Eggers, G. W. H.: Berthold Ernst Hadra (1842–1903). A biography. Clin. Orthop. 21 (1961) 32

Enderle, A., E. Schmitt, L. Zichner: Zur Diagnostik herdförmiger Wirbelsäulenerkrankungen – eine kritische Betrachtung. Z. Orthop. 119 (1981) 193–205

Ernst, H. U.: Der diagnostische Wert der Wirbelkörperpunktion bei der Spondylitis. Therapiewoche 34 (1984) 443

Eysel, P., Meinig, G., Sanner, F.: Vergleichende Untersuchung unterschiedlicher dorsaler Stabilisierungsverfahren bei frischen Frakturen der Rumpfwirbelsäule. Unfallchirurgie 17 (1991) 264

Eysel, P., Meinig, G.: Comparative study of different dorsal stabilization techniques in recent thoraco-lumbar spine fractures. Acta Neurochir. (Wien) 109 (1991) 12

Eysel, P., Rompe, J. D., Hopf, C., Meinig, G.: Die Bedeutung der Bandscheibe für den Repositionsverlust operativ stabilisierter Frakturen der Rumpfwirbelsäule. Unfallchirurg 97 (1994a) 451

Eysel, P., Hopf, C., Meurer, A.: Korrektur und Stabilisierung der infektbedingten Wirbelsäulendeformität. Orthop. Praxis 30 (1994b) 696

Eysel, P., Peters, K.: Spondylodiscitis. In: *Peters, K., Klosterhalfen, B.:* Bakterielle Infektionen der Knochen und Gelenke. Enke, Stuttgart 1997

Eysel, P., Hopf, C., Vogel, J., Rompe, J. D.: Primary stable anterior instrumentation or dorsoventral spondylodesis in spondylodiscitis? Results of a comparative study. Eur. Spine J. 3 (1997) 152

Eysel, P., Schwitalle, M., Oberstein, A., Rompe, J. D., Hopf, C., Küllmer, K.: Preoperative estimation of screw fixation strength in vertebral bodies. Spine 23 (1998) *174*

Faciszweski, T., Winter, R. B., Lonstein J. E., Denis, F., Johnson, L.: The surgical and medical perioperative complications of anterior spinal fusion surgery in the thoracic and lumbar spine in adults. Spine 20 (1995) 1592

Farfan, H. F.: Biomechanik der Lendenwirbelsäule. Hippokrates, Stuttgart 1978

Fasel, J., Ludwig, K. S.: Eine partiell verdoppelte Vena cava inferior – klinische, makroskopische und embryologische Anatomie. Gegenbaurs morphol. Jahrb. 134 (1988a) 143

Fasel, J.: Anterior approaches to the spine. University Press Fribourg – Hogrefe u. Huber Publishers, Fribourg 1988b

Feil, J., Wörsdörfer, O.: Ventrale Stabilisierung im Bereich der Brust- und Lendenwirbelsäule. Chirurg 63 (1992) 856

Fernand, R., Fox, D. E.: Evaluation of lumbar lordosis. Spine 10 (1985) 799

Flynn, J. C., Price, C. T.: Sexual complications after anterior fusion of the lumbar spine. Spine 9 (1984) 489

Flynn, J. C., Rudert, M. J., Olson, E., Baratz, M., Hanley, E.: The effects of freezing or freeze-drying on the biomechanical properties of the canine intervertebral disc. Spine 15 (1990) 113

Gaines, R. W., Leatherman, K. D.: Benefits of the Harrington compression system in lumbar and thoraco-

lumbar idiopathic scoliosis in adolescents and adults. Spine 6 (1981) 483

Gardner, V. O., Thalgott. J. S., White, J. I., Lowery, G. L.: The contoured anterior spinal plate system (CASP). Indications, techniques, and results. Spine 19 (1994) 550

Ghormley, R. K.: Low back pain with special reference to the articular facets with presention of an operative procedure. J.A.M.A. 101 (1933) 1733

Giehl, J. P., Zielke, K., Hack, H. P.: Die ventrale Derotationsspondylodese nach Zielke. Orthopäde 18 (1989) 101

Gill, K., Blumenthal, S. L.: Posterior lumbar interbody fusion. Acta Orthop. Scand. 64 (Suppl) (1993) 108

Ginsburgh, H. H., Goldstein, L. A., Robinson, S. C.: Back pain in post-operative idiopathic scoliosis. Long-term follow-up study. Spine 4 (1979) 518

Glaesener, J. J., Hasse, W., Exner, G., Mikschas, V.: Thorakopulmonale Komplikationen bei frischen Frakturen der Brustwirbelsäule mit neurologischem Schaden. Unfallchirurgie 18 (1992) 274

Goel, V. K., Lim, T. H., Gwon, J., Chen, J.-Y., Winterbottom, J. M., Park, J. B., Weinstein, J. N., Ahn, J.-Y.: Effects of rigidity of an internal fixation device. A comprehensive biomechanical investigation. Spine (Suppl.) 16 (1991) 155

Götze, H. G.: Klinik der Skoliose. In: *Witt, A. N., Rettig, H., Schlegel, K. F.* (Hrsg.): Orthopädie in Praxis und Klinik. Bd. V/1, 2. Aufl., Thieme, Stuttgart – New York 1990

Gristina A. G., Costerton, J. W.: Bacterial adherence and the glycocalyx and their role in musculoskeletal infection. Orthop. Clin. North Am. 15 (1985) 517

Gristina A. G., Oga, M., Webb, L. X., Hobgood, C. D.: Bacterial adherence and the pathogenesis of osteomyelitis. Science 228 (1985) 990

Gupta, M., Puno, R. M., Mehta, S.: Zielke instrumentation for the treatment of thoracolumbar and lumbar curves in idiopathic scoliosis. Presented at the 28th annual meeting of the Scoliosis Research Society. Dublin, Ireland 1993

Gurr, K. R., McAfee, P. C., Chi-Ming, S.: Biomechanical analysis of anterior and posterior instrumentation systems after corporectomy. J. Bone Joint Surg. 70A (1988) 1182

Gurr, K. R., McAfee, P. C., Warden, K. E., Shih, C. M.: Roentgenographic and biomechanical analysis of lumbar fusions: A Canine Model. J. Orthop. Res. 7 (1989) 838

Haas, N., Blauth, M., Tscherne, H.: Anterior plating in thoracolumbar spine injuries. Indication, technique and results. Spine (Suppl.) 16 (1991) 100

Hadra, B. E.: Wiring of the spinosus processes in Pott's disease. Trans. Am. Orthop. Assoc. 4 (1891) 206

Hadra, B. E.: Wiring of the vertebrae as a means of immobilization in fracture and Potts disease. Med. Times Reg. 22 (1901) 423

Hähnel, H., Muschik, M., Zippel, H., Gutsche, H.: Lumbale Segmentspondylodese – isoliert ventral oder kombiniert dorsoventral? Ein Ergebnisvergleich. Z. Orthop. 129 (1991) 197

Hall, D. J., Webb, J. K.: Anterior plate fixation in spine tumor surgery. Indications, technique, and results. Spine 16 (Suppl.) (1991) 80

Hall, J. E.: Current concepts view: Dwyer instrumentation in anterior fusion of the spine. J. Bone Joint Surg. 59B (1977) 117

Hall, J. E.: Current concepts review. Dwyer instrumentation in anterior fusion of the spine. J. Bone Joint Surg. 63A (1981) 1188

Halm, H., Castro, W. H. M., Jerosch, J., Winkelmann, W.: Reprofilierung der Wirbelsäule bei idiopathischen Skoliosen durch die Cotrel Dubousset-Instrumentation. Orthop. Praxis 30 (1994) 732

Halm, H.: Augmentation der VDS durch Doppelstab-Instrumentation: Operationsmethode und Frühergebnisse. Z. Orthop. 132 (1994) 383

Hamilton, A., Webb, J. K.: The role of anterior surgery for vertebral fractures with and without cord impression. Clin. Orthop. 300 (1994) 79

Hammerberg, K. W., Rodts, M. F., Dewald, R. I.: Zielke instrumentation. Orthopedics 11 (1988) 1365

Hanakita, J., Suwa, H., Ihara, K., Mizuno, M., Namura, S., Shibata, O., Otsuka, T.: Clinical experience with recently produced devices for use in spinal surgery. Neurol. Surg. 20 (1992) 243

Harmon, P. H.: A simplified surgical technic for anterior lumbar disectomy and fusion. Avoidance of complications. Anatomy of the retroperitoneal veins. Clin. Orthop. 37 (1964) 130

Harrington, P.: Surgical instrumentation for management of scoliosis. J. Bone Joint Surg, 42A (1960) 1448

Harrington, P.: Treatment of scoliosis correction and internal fixation by spine instrumentation. J. Bone Joint Surg. 44A (1962) 591

Harrington, K. D.: Anterior decompression and stabilization of the spine as a treatment for vertebral collapse and spinal cord compression from metastatic malignancy. Clin. Orthop. 233 (1988) 177

Heine, J.: Die Lumbalskoliose. Enke, Stuttgart 1980

Heine, J., Immenkamp, M., Matthiaß, H. H.: Ergebnisse der operativen Behandlung der Spondylitis tuberculosa. Z. Orthop. 121 (1983) 457

Hellinger, J.: Ventrale Stabilisation bei florider Staphylokokken-Spondylodiscitis. Chirurg 61 (1990) 844

Henle, A.: Die Versteifung der Wirbelsäule durch Knochentransplantation. Verh. deutsch. Ges. Chir. 17 (1911) 118

Henle, A.: Die operative Schienung der spondylitischen Wirbelsäule. Münchner Med. Wschr. 13 (1924) 1169

Herbsthofer, B., Eysel, P., Eckhardt, A., Hunke, T.: Diagnostik und Therapie der erosiven Osteochondrosis Intervertebracis. Z. Orthop. 134 (1996) 465

Hibbs, R. H.: An operation for progressive spinal deformities. New York Med. J. 93 (1911) 1013

Hibbs, R. H.: Treatment of vertebral tuberculosis by fusion operation. Report on 210 cases. J.A.M.A. 7 (1918) 1372

Hibbs, R. A., Risser, J. C., Ferguson, A. B.: Scoliosis treated by the fusion operation. An endresult study of three hundred and sixty cases. J. Bone Joint Surg. 13A (1931) 91

Hodge, W. A., Dewald, R. L.: Splenic injury complicating the anterior thoracoabdominal approach for scoliosis. J. Bone Joint Surg. 65A (1983) 396–397

Hodgson, A. R., Stock, F. E.: Anterior spine fusion. A preliminary communication on the radical treatment of Pott's disease and Pott's paraplegia. Brit. J. Surg. 44 (1956) 266

Hodgson, A. R., Stock, F. E.: Anterior spine fusion for the treatment of tuberculosis of the spine. The operative findings and results of treatment in the first one hundred cases. J. Bone Joint Surg. 42A (1960) 295

Hodgson, A. R., Stock, F. E., Fang, H. S. I., Ong, G. B.: Anterior spine fusion for the treatment of tuberculosis of the spine: The operative approach and pathological findings in 412 patients with Pott's disease of the spine. Br. J. Surg. 48 (1960) 172

Hopf, C., Grimm, J., Arai, Y.: Ergebnisse der operativen Behandlung bei Spondylolisthesen sowie bei lumbalen und sakralen Wirbelsäuleneingriffen. Z. Orthop. 129 (1991) 365

Hopf, C., Hopf, T., Rompe, J.-D.: Eine neue Repositionsschraube zur operativen Behandlung der Spondylolisthesis – Indikation und Ergebnisse. Orthop. Praxis 29 (1993) 639

Hopf, C., Eysel, P., Rompe, J. D.: Gestattet das CD Instrumentarium tatsächlich eine Derotation der Wirbelsäule? Orthop. Praxis 30 (1994a) 77

Hopf, C., Rompe, J. D., Eysel, P., Heine, J.: Die operative Behandlung von Skoliosen verschiedener Ätiologien. Z. Orthop. 132 (1994b) 45

Hopf, C., Broy, C., Karbowski, A., Matthiaß, H. H.: Harrington versus CD – Vergleich der Ergebnisse. Orthop. Praxis 30 (1994c) 737

Hopf, C.: CDH – ein neues primärstabiles ventrales Wirbelsäuleninstrumentarium. Orthop. Praxis 30 (1994) 714

Hsu L. S.: Dwyer instrumentation in the treatment of adolescent idiopathic scoliosis. J. Bone Joint Surg. 64B (1982) 536

Humphries, A. W., Hawk, W. A.: Anterior spine fusion using an internal fixation device. J. Bone Joint Surg. 41A (1959) 371

Ito, H., Tsuchiya J., Asami, G.: A radical operation for Pott's disease. Report of ten cases. J. Bone Joint Surg. 16A (1934) 499

Jäger, M., Springer, H. H.: Die entzündlichen Erkrankungen der Wirbelsäule. Orthopäde 10 (1981) 106

Jendrisak, M. D.: Spontaneous abdominal aortic rupture from erosion by a lumbar spine fixation device. A case report. Surgery 99 (1986) 631

Jenkins, J. A.: Spondylolisthesis. Br. J. Surg. 24 (1936) 80

Johnson, R. M., McGuire, E. J.: Urogenital complications of anterior approaches to the lumbar spine. Clin. Orthop. 154 (1981) 114

Johnston II, C. E., Asham, R. B., Corin, J. D., Welch, R. D.: Effect of spinal construct stiffness on early fusion mass incorporation. Transactions of the Annual Meeting of the Orthopaedic Research Society, Las Vegas, Nevada 14 (1989) 364

Johnston II, C. E.: Anterior application of TSRH instrumentation in scoliosis. In: *Ashman, R. B., Herring, J. A., Johnston, C. E., Lowery, G. L., Sutterlin, C. E.* (Eds.): TSRH Universal Spinal Instrumentation. Hundley, Dallas 1993

Kaneda, K., Abumi, K., Fujiya, M.: Burst fractures with neurologic deficits of the thoracolumbar – lumbar spine. Results of anterior decompression and stabilization with anterior instrumentation. Spine 9 (1984) 788

Kaneda, K., Fujiya, N., Satho, S.: Results with Zielke instrumentation for idiopathic thoracolumbar and lumbar scoliosis. Clin. Orthop. 205 (1986) 195

Kaneda, K., Hashimoto, T., Saita, M., Sato, S., Abumi, K.: Anterior instrumentation and spinal stabilization in treating fractures and degenerative diseases of the thoracolumbar spine. In: *Schulitz, K. P., Winkelmann, W.* (Hrsg.): Die instrumentierte Fusion von Wirbelsäulenfrakturen und -erkrankungen. Hippokrates, Stuttgart 1988

Kaneda, K.: Anterior approach and Kaneda instrumentation for lesions of the thoracic and lumbar spine. In: *Bridwell, K. H., Dewald, R. L.* (eds.): Textbook of spinal surgery. J. B. Lippincott, Philadelphia – New York – London – Hagerstown 1991

Kaneda, K., Satoshi, A., Tomoyuki, H., Shigenobu, S., Masanori, F.: The treatment of osteoporotic – posttraumatic vertebral collaps using the Kaneda Device and bioactive ceramic vertebral prothesis. Spine 17 (1992) 295

Kemp, H. B. S., Jackson, J. W., Jeremiah, J. D., Cook J.: Anterior fusion of the spine for infective lesions in adults. J. Bone Joint Surg. 55B (1973) 715

Kienapfel, H., Rau, R., Orth, J., Helfen, M., Pfeiffer, M., Griss, P.: Ergebnisse der operativen Therapie der Spondylitis und Spondylodiscitis. Orthop. Praxis 30 (1994) 704

King, D.: Internal fixation for the lumbosacral spine. Am. J. Surg. 66 (1944) 357

Kohler, R., Galland, O., Michel, C. R.: The Dwyer procedure in the treatment of idiopathic scoliosis: A 10 year follow-up review of 21 patients. Spine 15 (1990) 75

Kondo, E., Yamada, K.: End results of focal debridement in bone and joint tuberculosis and its indications. J. Bone Joint Surg. 39A (1957) 27

Kostuik, J. P.: Anterior spinal cord decompression for lesions of the thoracic and lumbar spine, techniques, new methods of internal fixation results. Spine 8 (1983) 512

Kostuik, J. P.: Anterior fixation for fractures of the thoracic and lumbar spine with or without neurologic involvement. Clin. Orthop. 189 (1984) 103

Kostuik, J. P., Errico, T. H., Gleason T. F., Errico, C. C.: Spinal stabilization of vertebral column tumors. Spine 13 (1988) 250

Kostuik, J. P.: Anterior fixation for burst fractures of the thoracic and lumbar spine with or without neurologic involvement. Spine 13 (1988) 286

Kostuik, J. P., Matsusaki, H.: Anterior stabilization, instrumentation, and decompression for post-traumatic kyphosis. Spine 14 (1989) 379

Kostuik, J. P., Carl, A., Ferron, S.: Anterior Zielke Instrumentation for spinal deformity in adults. J. Bone Joint Surg. 71A (1989) 898

Krag, M. H.: Biomechanics of thoracolumbar spinal fixation. A review. Spine (Suppl.) 16 (1991) 84

Krikler, S. J., Marks, D. S., Thompson, A. G., Merriam, W. F., Spooner, D.: Surgical management of vertebral neoplasia: who, when, how and why? Eur. Spine J. 3 (1994) 432

Krismer, M., Bauer, R., Sterzinger, W.: Scoliosis correction by CD-Instrumentation – the effect of derotation and three-dimensional correction. Spine 17 (Suppl.) (1992) 263

Krödel, A., H. Stürz: Differenzierte operative und konservative Therapie der Spondylitis und Spondylodiscitis. Z. Orthop. 127 (1989) 3

Krödel, A., Weindl, B., Lehner, W.: Die ventrale Kompressionsspondylodese mit Fixateur interne Instrumentation – eine biomechanische Untersuchung. Z. Orthop. 132 (1994) 67

La Rocca, H.: Infections of the spine. Clin. Neurosurgery 25 (1978) 296

Lange, F.: Operative Behandlung der Spondylitis. Münchner med. Wschr. 14 (1909) 1817

Lange, F.: Support for the spondylotic spine by means of buried steel bars attached to the vertebrae. Am. J. Orthop. Surg. 8 (1910) 344

Leong, J. C. Y.: Anterior spinal fusion for low back syndrome. In: Floman, Y. (ed.): Disorders of lumbar spine. Aspen-Publishers, Gaithersburg, Maryland 1990

Lifeso, R. M., Weaver P., Harder, E. H.: Tuberculous spondylitis in adults. J. Bone Joint Surg. 67A (1985) 1405

Lindsey, R. W., Dick, W.: The Fixateur interne in the reduction und stabilization of thoracolumbar spine fractures in patients with neurological deficit. Spine (Suppl) 16 (1991) 140

Louis, R.: Surgery of the Spine. Springer, Berlin – Heidelberg – New York 1983

Louis, R.: Fusion of the lumbar and sacral spine by internal fixation with screw plates. Clin. Orthop. 203 (1986) 18

Lowe, T. G., Peters, J. D.: Anterior Spinal Fusion with Zielke Instrumentation for Idiopathic Scoliosis. Spine 18 (1993) 423

Lücke, R., M. D. Cserhati, A. Braun: Wirbelpunktionen bei Spondylitis. In: *Cotta, H., A. Braun* (Hrsg.): Knochen- und Gelenkinfektionen. Springer, Berlin – Heidelberg – New York 1988

Luk, K. D. K., Leong, J. C. Y., Reyes, L., Hsu, L. C. S.: The comparative results of treatment in idiopathic scoliosis using Harrington, Dwyer, and Zielke instrumentations. Spine 14 (1988) 275

Luque, E. R.: The anatomic basis and developement of segmental spinal instrumentation. Spine 7 (1982) 256

Magerl, F.: Die Behandlung von Wirbelsäulenverletzungen. In: *Wayand, E., Brücke, P.* (Hrsg.): Kongreßbericht 19. Tgg. Oest. Ges. f. Chirurgie, Bd. 2. Egermann, Wien 1979

Magerl, F.: Stabilisierung der unteren Brust- und Lendenwirbelsäule mit dem Fixateur externe. Acta Chir. Austr. 43 (Suppl.) (1982) 78

Magerl, F.: Der Wirbel-Fixateur externe. In: *Weber, B. G., Magerl, F.* (Hrsg.): Fixateur externe. Springer, Berlin – Heidelberg – New York – Tokyo 1985

Magerl, F.: Biomechanische Untersuchungen an der Wirbelsäule. Ihre Bedeutung für die Entwicklung rationeller Behandlungstechniken. Orthopäde 21 (1992) 24

Martin, N. S.: Tuberculosis of the spine. J. Bone Joint Surg. 52B (1970) 613

Mason, D. E., Malcolm, J. R., van Dam, B. E.: Spinal decompensation in Cotrel-Dubousset instrumentation. Presented at the annual meeting of the Scoliosis Research Society, Honolulu, Hawaii 1990

Mauck, J. W., Matzen, K. A.: Ventrale Wirbelsäulenstabilisierung mit Wirbelkörperprothese als Verbundosteosynthese. Orthop. Praxis 30 (1994) 723

Mayer, L. D.: Operations on the bodies of the vertebrae. J. Internat. Coll. Surg. 9 (1946) 104

Mayer, H., Schaaf, D., Kudernatsch, M.: Der Einsatz des Fixateur interne bei Verletzungen der Brust- und Lendenwirbelsäule. Chirurg 63 (1992) 944

McAfee, P. C., Werner, F. W., Glisson, R. R.: A biomechanical analysis of spinal instrumentation system in thoracolumbar fractures: Comparision of tradition Harrington distraction instrumentation with segmental spinal instrumentation. Spine 10 (1985) 304

McAfee, P. C., Farey, I. D., Sutterlin, E., Gurr, K. R., Warden, K. E., Cunningham, B. W.: The effect of spinal implant rigidity on vertebral bone density: A canine model. Spine 16 (1991) 190

McMaster, W. C., Silber, I.: An urological complication of Dwyer instrumentation; J. Bone Joint Surg. 57A (1975) 710

Medical research council working party on tuberculosis of the spine. A 10-year assessment of controlled trials of inpatient and outpatient treatment and of Plaster-of-Paris jackets for tuberculosis of the spine in children on standard chemotherapy. Studies in Masan and Pusan, Korea. J. Bone Joint Surg. 67B (1985) 103

Menard, V.: Causes de la paraplegie dans le mal de Pott. Rev. d'Orthop. 5 (1894) 47

Menge, M.: Form und Haltung der normalen Wirbelsäule im Röntgenbild. Z. Orthop. 120 (1982) 146

Mercer, W.: Spondylolisthesis. With a description of a new method of operative treatment and notes of ten cases. Edinb. Med. J. 43 (1936) 545

Michel, C. R., Lalain, J. J.: Late results of Harringtons operation. Long term evolution of the lumbar spine below the fused segments. Spine 10 (1985) 414

Moe, J. H., Winter, R. B., Bradford, D. S.: Scoliosis and other spinal deformities. W.B.R.S., Philadelphia 1978

Moe, J. H., Purcell, G. A., Bradford, D. S.: Zielke instrumentation (VDS) for the correction of spinal curve.

Analysis of results in 66 patients. Clin. Orthop. 180 (1983) 133

Moskowitz, A., Trommanhausen, S.: Surgical and clinical results of scoliosis surgery using Zielke instrumentation. Spine 18 (1993) 2444

Munson, G., Satterlee, G., Hammond, S., Betten, S., Gaines, R. W.: Experimental evaluation of Harrington rod fixation supplemented with sublaminar wires in stabilizing thoracolumbar fracture dislocations. Clin Orthop. 189 (1984) 97

Nachemson, A.: Lumbar intradiscal pressure – experimental studies on post-mortem material. Acta Orthop. Scand. 43 (Suppl.) (1960) 1

Nagata, H., Onumura. T., Watanabe, H., Semoto, Y., Iwai, K., Hammamoto, H.: Fusion levels and corrective effect on scoliotic curves: Comparative study of Harrington and Cotrel-Dubousset instrumentation. Cotrel-Dubousset instrumentation, Sauramps Medical, Montpellier 1991

Nagelberg S., Swank, S.: Correction of rotational spinal deformity by Zielke instrumentation. Presented at the annual meeting of the Scoliosis Research Society, Coronada, California 1985

Nakai, S., Zielke, K.: Chylothorax – A rare complication after anterior and posterior spinal correction. Report on six cases. Spine 11 (1986) 830–833

Neugebauer, H.: Cobb oder Ferguson. Eine Analyse der beiden gebräuchlichsten Röntgenmeßmethoden von Skoliosen. Z. Orthop. 110 (1972) 342

Nolte, L.-P., Steffen, R., Krämer, J., Jergas, M.: Der Fixateur interne: Eine vergleichende biomechanische Studie verschiedener Systeme. Akt. Traumatol. 23 (1993) 20

O'Neil, J., Gardner, V., Armstrong, G.: Treatment of tumors of the thoracic and lumbar spinal column. Clin Orthop. 227 (1988) 103

Oberholzer, M.: Morphometrie in der klinischen Pathologie. Springer, Berlin – Heidelberg – New York – Tokio 1983

Oga, M., Sugioka, Y., Hobgood, C. D., Gristina, A. G., Myrvik, Q. N.: Surgical biomaterials and differential colonization by staphylococcus epidermidis. Biomaterials 9 (1988) 285

Oga, M., Arizono T., Takasita, M., Sugioka, Y.: Evaluation of the risk of instrumentation as a foreign body in spinal tuberculosis. Spine 18 (1993) 1890

Onimus, M., Michel, C. R.: Resultats et indication de l'operation de Dwyer. Int. Orthop. 1 (1978) 323

Orell, S.: The radical treatment of bone and joint tuberculosis. Acta. Orthop. Scand. 21 (1951) 187

Panjabi, M. M., Krag, M. H., Summers, D., Videman, T.: Biomechanical time tolerance of fresh cadaveric human spine specimens. J. Orthop. Res. 3 (1985) 292

Panjabi, M. M.: Biomechanical evaluation of spinal fixation devices: I. A conceptual framework. Spine 13 (1988) 1129

Panjabi, M. M., Kuniyoshi, A., Duranceau, J., Crisco, J. J.: Biomechanical evaluation of spinal fixation devices: II.

Stability provided by eight internal fixation devices. Spine 13 (1988) 1135

Panjabi, M. M.: Dreidimensionale Testung der Stabilität von Wirbelsäulenimplantaten. Orthopäde 20 (1991) 106

Parthasarathy, R.: Madras study of tuberculosis of spine. Assessment and follow-up. In: *T. K. Shanmugasundaram* (ed.): Current concepts in bone and joint tuberculosis. International Bone and Joint Tuberculosis Club, Madras, India 1985

Pelker, R. R., Gage, J. R.: The correlation of idiopathic lumbar scoliosis and lumbar lordosis. Clin. Orthop. 163 (1982) 199

Perren, S. M.: Biomechanik der Frakturheilung. Orthopäde 3 (1974) 135

Perren, S. M.: Scientific background to internal fixation. In: *Müller, M. E., Allgöwer, M., Schneider, R., Willenegger, H.* (eds.): Manual of internal fixation. 3. ed., Springer, Berlin – Heidelberg – New York 1991

Peters, K. M., B. Schwanitz, K. W. Zilkens: Spondylodiszitis – eine häufig spät gestellte Diagnose. Orthopädische Praxis 28 (1992) 108–112

Polster, J., Brinckmann, P.: Ein Wirbelkörperimplantat zur Verwendung bei Palliativoperationen an der Wirbelsäule. Z. Orthop. 115 (1977) 118

Polster, J.: Tumoren der Wirbelsäule – derzeitige operative Möglichkeiten vom ventralen und dorsalen Zugang. In: *Schmitt, E.* (Hrsg.): Tumoren der Wirbelsäule. Hippokrates, Stuttgart 1984

Ponseti, I. V., Friedman, B.: Prognosis in idiopathic scoliosis. J.Bone Joint Surg. 32A (1950) 381

Pott, P.: Remarks on that kind of palsy of the lower limbs which is frequently found to accompany a curvature of the spine and is supposed to be caused by it. Together with its method of cure. Medical Classics, Vol. 1., Wiliams and Wilkins, Baltimore 1936

Puno, R. M., Johnson, J. R., Ostermann, P. A. W., Holt, R. T.: Analysis of the primary and compensatory curvatures following Zielke instrumentation for idiopathic scoliosis. Spine 14 (1989) 738

Puno, R. M., Mehta, S., Byrd III, J. B.: Surgical treatment of idiopathic thoracolumbar and lumbar scoliosis in adolescent patients. Orthop. Clin. North Am. 25 (1994) 275

Rajasekaran, S., Shanmugasundaram, T. K.: Prediction of the angle of gibbus deformity in tuberculosis of the spine. J. Bone Joint Surg. 69A (1987) 58

Richardson, A. B., Taylor, M. L., Murphee, B.: TSRH Instrumentation: Evolution of a new system. Orthopaedic nursing 9 (1990) 15

Riseborough, E. J.: The anterior approach to the spine for the correction of deformities of the axial skeleton. Clin. Orthop. 93 (1973) 207

Ritschl, P., Schiller, Ch., Kropej, D., Kotz, R.: Das Behandlungskonzept bei Metastasen der Brust- und Lendenwirbelsäule. In: *Gradinger, R., Opitz, G.* (Hrsg.): Wirbelsäulentumore – Diagnostik und Therapie. Demeter, München 1989

Roaf, R.: Vertebral growth and its mechanical control. J. Bone Joint Surg. 42B (1960) 40

Robinson, R. A., Smith, G. W.: Anterolateral cervical disc removal and interbody fusion for cervical disc syndrom. Bull. Johns Hopkins Hosp. 96 (1955) 223

Robinson, R. A., Smith, G. W.: Anterolateral cervical disc removal and interbody fusion for cervical disc syndrom. J. Bone Joint Surg. 40A (1958) 607

Rocher, Y., Rigarrd, P., Casas, D. A.: Anatomia functional del aparato locomotor de la innervacion peripherica casa. Tindall u. Cassell, London 1965

Rodegerdts, U., Gisbertz, D., Zielke, K.: Untersuchungen zur dorsalen Aufrichtungsosteotomie der Kyphose, Z. Orthop. 123 (1985) 374

Rompe, J. D., Eysel, P., Hopf, C., Heine, J.: Decompression / stabilization of the metastatic spine. Cotrel-Dubousset-Instrumentation in 50 patients. Acta Orthop. Scand. 64 (1993a) 3

Rompe, J. D., Eysel, P., Hopf, Ch., Heine, J.: Metastatic spinal cord compression – options for surgical treatment. Acta Neurochir. (Wien) 123 (1993b) 135

Rompe, J.-D., Hopf, C., Heine, J.: Operative management of epidural tumors of the spine. Arch. Orthop. Trauma Surg. 113 (1994) 66

Ross P. M., Fleming J. L.: Vertebral body osteomyelitis. Clin. Orthop. 118 (1986) 190

Roy-Camille, R., Saillant, G., Berteaux, D., Marie-Anne, S.: Osteosynthesis of thoracolumbar spine fractures with metal plates screwed through the vertebral pedicles. Reconstr. Surg. Traumatol. 15 (1976) 2

Roy-Camille, R., Saillant, G., Mazel, C.: Internal fixation of the lumbar spine with pedicle screw plating. Clin. Orthop. 203 (1986) 7

Roy-Camille, R., Benazet, J.-P., Desauge, J. P., Kuntz, F.: Lumbosacral fusion with pedicular screw plating instrumentation. A 10-year follow-up. Acta Orthop. Scand. 64 (Suppl.) (1993) 100

Royle, N. D.: The treatment of spastic paralysis by sympathetic ramisection. Surg. Gynec. Obstet. 39 (1924) 701

Royle, N. D.: The operative removal of an accessory vertebra. Med. J. Australia 1 (1928) 467

Salzer-Kuntschik, M.: Tumoren der Wirbelsäule – Pathologie. In: *Schmitt, E.* (Hrsg.): Tumoren der Wirbelsäule. Hippokrates, Stuttgart 1984

Schläpfer, F., Wörsdörfer, O., Magerl, F., Perren, S. M.: Stabilization of the lower thoracic and lumbar spine. Comparative in vitro investigation of external skeletal and various internal fixation devices. In: *Uhthoff, H. K., Stahl, E.* (eds.): Current concepts of external fixation of fractures. Springer, Berlin – Heidelberg – New York 1982

Scholl, R., Dolanc, B.: Punktionsbiopsie der Wirbelsäule, Orthopäde 10 (1981) 114–119

Schuler, P., Clemens, D., Rossak, K.: Retroperitoneale Gefäßverletzungen nach lumbalen Bandscheibenoperationen. Z. Orthop. 121 (1983) 203

Sell, P., Collins, M., Dove, J.: Pedicle Screws: Axial pullout strength in the lumbar spine. Spine 13 (1988) 1075

Shibasaki, K., Harper, C. G., Bodbrook, G. M., Kakalus, B. A.: Vertebral metastasis and spinal cord compression. Paraplegia 21 (1983) 47

Shono, Y., Kaneda, K., Yamamoto, I.: A biomechanical analysis of Zielke, Kaneda, and Cotrel-Dubousset instrumentations in thoracolumbar scoliosis. A calf spine model. Spine 16 (1991) 1305

Shono, Y., McAfee, P. C., Cunningham, B. W.: Experimental study of thoracolumbar burst fractures. A radiographic and biomechanical analysis of anterior and posterior instrumentation systems. Spine 19 (1994) 1711

Shufflebarger, H. L.: Neurological injury with C.D.I. Vortrag, gehalten während des 5. internationalen Kongresses über das CD Instrumentarium, Paris 1988

Silber, I., McMaster, W.: Retroperitoneal fibrosis with hydronephrosis as a complication of the Dwyer procedure. J. Pediatr. Surg. 12 (1977) 255

Skinner, R., Maybee, J., Transfeldt, E., Venter, R., Chalmers, W.: Experimental pullout testing and comparison of variables in transpedicular screw fixation. A biomechanical study. Spine 15 (1990) 195

Slot, G. H.: A new distraction system for the correction of kyphosis using the anterior approach. Orthop. Trans. 6 (1982) 29

Speed, K.: Spondylolisthesis. Treatment by anterior bone graft. Arch. Surg. 3 (1938) 175

Spivac, J. M., Neuwirth, M. G., Giordano, C. P., Bloom, N.: The perioperative course of combined anterior and posterior spinal fusion. Spine 19 (1994) 520–525

Ssoson-Jaroschewitsch, M.: Zur chirurgischen Anatomie der Aortenbifurkation. Z. Anat. Entwicklungsgeschichte 79 (1925) 44

Stagnara, P., Du Peloux, J., Fauchet, R.: Traitment orthopaedique ambulatoire de la maladie de Scheuermann en periode d'evolution. Rev. Chir. Orthop. 52 (1966) 585

Stauffer, E. S., Neil, Y. L.: Biomechanical analysis of structural stability of internal fixation in fractures of the thoracolumbar spine. Clin. Orthop. 112 (1975) 159

Stevenson, F. H., Manning, C. W.: Tuberculosis of the spine treated conservatively with chemotherapy. Tubercle 43 (1962) 406

Stürz, H.: Experimentelle Untersuchungen zur Verankerungsstabilität von Schrauben im Wirbelkörper. Habilitationsschrift, Hannover 1981

Suezawa, Y., Bernowski, F. P., Jacob, H. A. C.: A comparison of long term results of three types of posterior fusion. Int. Orthopaed. 5 (1981) 291

Suk, S. I., Lee, C. K., Chung, S. S.: Comparison of Zielke ventral derotation system and Cotrel-Dubousset instrumentation in the treatment of idiopathic lumbar and thoracolumbar scoliosis. Spine 19 (1994) 419

Suzuki, M.: Über die Lagebeziehung der Teilungsstelle der Aorta abdominais und Vena cava inferior bei Japanern. Kanazawa Ikadaigaku Kaibogaku Kyoshitsu Gyoseki 27 (1937) 42

Teschner, W., Manitz, U., Holzweißig, F., Hellinger, J.: Verankerungsversuche an menschlichen Leichenwir-

belkörpern mit Hilfe verschiedener Schraubentypen. Z. Orthop. 121 (1983) 206

Thompson, G. H., Wilber, R. G., Shaffer, J. W., Scoles, P. V., Nash, C. L.: Segmental spinal instrumentation in idiopathic scoliosis a preliminary report. Spine 10 (1985) 623

Thompson, J. D., Renshaw, T. S.: Analysis of lumbar lordosis in posterior spine fusions for idiopathic scoliosis. J. Spinal Disord. 2 (1989) 93

Turi, M., Johnston II, C. E., Richards, B. S.: Anterior correction of idiopathic scoliosis using the TSRH instrumentation. Spine 18 (1993) 417

Ulrich, H.: Materialbelastungsprüfung bei VDS- und Dwyer-Implantaten. Skoliose und Kyphose 72 (1976) 116

Vincent, E.: Contribution a la chirurgie rachidienne. Du drainage vertebral dans le mal de Pott. Rev. de Chir. 12 (1892) 273

von Lackum, H. L., Smith, A. F.: Removal of vertebral bodies in the treatment of scoliosis. Surg. Gynecol. Obstet. 57 (1933) 250

von Strempel, A., Plitz, W., Kühle, J., Seidel, T., Sukopp, C.: Biomechanische Vorraussetzungen zur Stabilitätsuntersuchung von Osteosyntheseverfahren an der Wirbelsäule. Unfallchirurg 97 (1994a) 343

von Strempel, A., Seidel, T., Plitz, T.: Stabilität von Pedikelschrauben. Teil 1: Maximale Auszugskräfte bei knochengesunden Stammwirbelsäulen unter Berücksichtigung der Bohrtechnik. Z. Orthop. 132 (1994b) 75

von Strempel, A., Kühle, J., Plitz, T.: Stabilität von Pedikelschrauben. Teil 2: Maximale Auszugskräfte unter Berücksichtigung der Knochendichte. Z. Orthop. 132 (1994c) 82

Wang, G. J., Reger, S. I., Shao, Z. H., Morton, C. L., Stamp, W. G.: Comparative strength of anterior spinal fixation with bone graft or polymethylmetacrylate. Experimental Operations and observations on dogs. Clin. Orthop. 188 (1984) 303

Wassiliew, M. A.: Operative Behandlung der Paraplegien bei tuberculöser Spondylitis. Arch. f. klin. Chir. 88 (1909) 845

Watkins, R. G.: Surgical Approaches to the Spine. Springer, New York – Heidelberg – Berlin 1983

Webber, R. H.: Some variations in the lumbar plexus of nerves in man. Acta anat. 44 (1961) 336

Weber, A., Peyer, J.: Ergebnisse der dorsalen lumbosakralen Spondylodese. Z. Orthop. 112 (1974) 779

Weber, M., Wimmer, B.: Die klinische und radiologische Begutachtung von Wirbelsäulenverletzungen nach dem Segmentprinzip. Unfallchirurgie 17 (1991) 200

West, J. L., Bradford, D. S., Ogilvie, J. W.: Results of spinal arthrodesis with pedicle screw-plate fixation. J. Bone Joint Surg. 73A (1991) 1179

Whitecloud, T. S., Butler, J. C., Cohen, J. L., Candelora, P. D.: Complications with the variable spinal plating system. Spine 14 (1989) 472

Wilkinson, M. C.: Curettage of tuberculous vertebral disease in the treatment of spinal caries. Proc. Roy. Soc. Med. 43 (1950) 114

Wilson, P. D., Straub, L. R.: Lumbosacral fusion with metallic plate fixation. Instruc. Course Lectures, Vol. 9, Amer. Acad. Orthop. Surg. Ann Arbor. J. W. Edwards, New York 1952

Wittenberg, R. H., Shea, M., Swartz, D. E., Lee, K. S., White III, A. A., Hayes, W. C.: Importance of bone mineral density in instrumented spine fusions. Spine 16 (1991) 647

Wojcik, A. S., Webb, J. K., Burwell R. G.: An analysis of the Zielke operation on s-shaped curves in idiopathic scoliosis. Spine 15 (1990) 816

Wood, K. B., Transfeldt, E. E., Ogilvie, J. W., Schendel, M. J., Bradford, D. S: Rotational changes of the vertebral-pelvic axis following Cotrel-Dubousset instrumentation. Spine 16 (Suppl.) (1991) 404

Woolsey, R. M.: Aortic laceration after anterior spinal fusion. Surg. Neurol. 25 (1986) 267

Wörsdörfer, O.: Operative Stabilisierung der thorakolumbalen Wirbelsäule, vergleichende biomechanische Untersuchungen zur Stabilität und Steifigkeit verschiedener dorsaler Fixationssysteme. Habilitationsschrift, Ulm 1981

Wörsdörfer, O., Magerl, F., Schläpfer, F., Perren, S. M.: Vergleichende Untersuchung verschiedener Fixationssysteme der lumbalen Wirbelsäule. In: *Hackenbroch, M. H., Refior, H.-J., Jäger, M.* (Hrsg.): Biomechanik der Wirbelsäule. Thieme, Stuttgart – New York 1983

Yuan, A. H., Mann, K. A., Found, E. M., Helbig, T. E., Frederickson, B. E., Lubicky, J. P., Albanese, S. A., Winfield, J. A., Hodge, C. J.: Early experience with the Syracuse I-plate: An anterior spinal fixation Device. Spine 13 (1988) 278

Zdeblick, T. A., Warden, K. E., Zou, D., McAfee, P. C., Abitbol, J. J.: Anterior spinal fixators. A biomechanical in vitro study. Spine 18 (1993) 513

Zdeblick, T. A.: A prospective, randomized study of lumbar fusion. Spine 18 (1993) 983

Zielke, K., Stunkat, R., Duquesne, J., Beaujean, F.: Ventrale Derotationsspondylodese. Orthop. Praxis 11 (1975) 562

Zielke, K., Pellin, B.: Neue Implantate zur Ergänzung des Harrington-Systems. Z. Orthop. 114 (1976) 534

Zielke, K., Stunkat R., Beaujeau F.: Ventrale-Derotationsspondylodese. Vorläufiger Ergebnisbericht über 26 operierte Fälle. Arch. Orthop. Unfallchir. 85 (1976) 257

Zielke, K.: Skoliose und Kyphose. Die operative Behandlung vom vorderen Zugang. Hippokrates, Stuttgart 1978

Zielke, K., Berthet, A.: VDS – Ventrale Derotationsspondylodese – Vorläufiger Bericht über 58 Fälle. Beitr. Orthop. Traumatol. 25 (1978) 85

Zielke, K.: Ventrale Derotationsspondylodese – Irrtümer und Ergebnisse nach vier Jahren. Z. Orthop. 118 (1980) 626

Zielke, K.: Ventrale Derotationsspondylodese. Behandlungsergebnisse bei idiopathischen Lumbalskoliosen. Z. Orthop. 120 (1982) 320

Zielke, K.: USI-System: Derzeitiger Entwicklungsstand und Anwendungsmöglichkeiten. In: *Stuhler, Th.* (Hrsg.): Fixateur externe – Fixateur interne. Springer, Berlin – Heidelberg 1989

Zindrick, M. R., Wiltse, L. L., Widell, E. H., Thomas, J. C., Holland, W. R., Field, B. T., Spencer, C. W.: A biomechanical study of intrapeduncular screw fixation in the lumbosacral spine. Clin. Orthop. 203 (1986) 99

Zuchermann, J., Hsu, K., White, A., Wynne, G.: Early results of spinal fusion using the variable spine plating system. Spine 13 (1988) 570

7 Sachregister